BEI GRIN MACHT SICH IHR WISSEN BEZAHLT

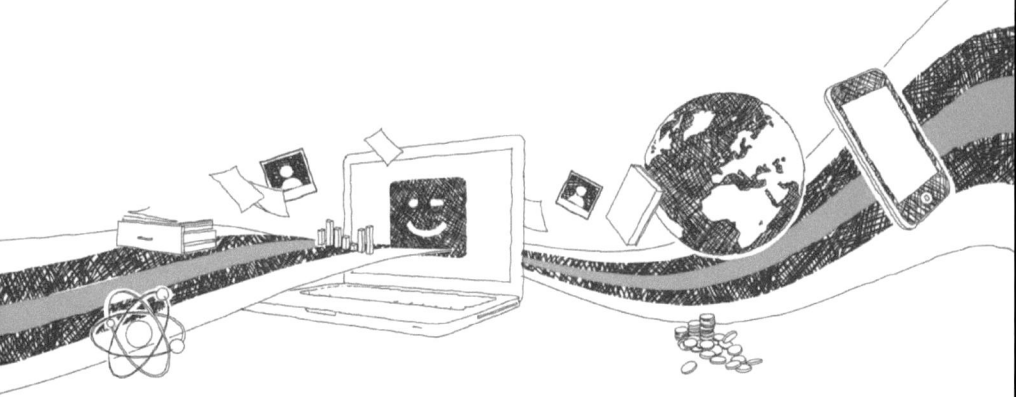

- Wir veröffentlichen Ihre Hausarbeit,
  Bachelor- und Masterarbeit

- Ihr eigenes eBook und Buch -
  weltweit in allen wichtigen Shops

- Verdienen Sie an jedem Verkauf

Jetzt bei www.GRIN.com hochladen
und kostenlos publizieren

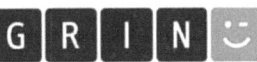

Bibliografische Information der Deutschen Nationalbibliothek:

Die Deutsche Bibliothek verzeichnet diese Publikation in der Deutschen National-
bibliografie; detaillierte bibliografische Daten sind im Internet über http://dnb.d-
nb.de/ abrufbar.

Impressum:

Copyright © 2007 GRIN Verlag, Open Publishing GmbH
Druck und Bindung: Books on Demand GmbH, Norderstedt Germany
ISBN: 9783640570799

Dieses Buch bei GRIN:

http://www.grin.com/de/e-book/145419/das-gesundheitssystem-in-kanada

Mandy Rudolphi

Das Gesundheitssystem in Kanada

GRIN Verlag

Inhaltsverzeichnis

Abbildungsverzeichnis

3

Tabellenverzeichnis

1   Einleitung

„Kanada zählt zu den Ländern, die sich Fragestellungen der medizinischen Qualität und der gesundheitlichen Versorgung schon früh geöffnet haben. Teil der gewachsenen Qualitätsstruktur ist das Bestreben von Politik und Selbstverwaltung, die Qualität der ärztlichen Berufausübung darstellbar und transparent zu machen."[1] Das Gesundheitswesen ist volkswirtschaftlich von großer Bedeutung. Der Anteil der Gesundheitsausgaben am Bruttoinlandsprodukt weist in reichen Ländern eine steigende Tendenz auf. Die Gesundheitsausgaben werden beinahe in allen reichen Ländern überwiegend öffentlich d.h. aus Steuermitteln oder aus Sozialversicherungsbeiträgen finanziert.[2] Auch Kanada verfügt über ein soziales, steuerfinanziertes Gesundheitswesen. Im Jahr 2002 betrug das BIP von Kanada 714.327 Millionen US-Dollar. Das BIP pro Einwohner betrug im Jahr 2001: 22.130 US-Dollar.[3] Die Gesundheitsausgaben im Jahr 2004 beliefen sich auf insgesamt 130 Mrd. C$, davon flossen ca. 30% in den privaten Sektor und ca. 70% in den öffentlichen Sektor des Gesundheitswesens.[4]

Die Fragestellung zur Bearbeitung dieses Referates lautete:

„Welche Aspekte von Rehabilitation, Prävention und Gesundheitsförderung gibt es in den einzelnen Ländern?"

Ziel dieser Arbeit ist es einen Überblick über das Gesundheitssystem in Kanada aufzuzeigen. Zu Beginn dieser Arbeit erfolgt die Klärung von relevanten Begrifflichkeiten. Anschließend werden grundlegende Informationen zu Kanada näher dargelegt, bevor im nächsten Teil der Arbeit das Gesundheitssystem in Kanada[5] beleuchtet wird. Zum Ausklang dieser Arbeit wird die Gesundheit der Kanadier thematisiert, indem demographische Basisdaten und der gesundheitliche Status aufgezeigt werden. Resümierend werden meine Ausführungen in einem Schlusswort reflektiert. Zur Bearbeitung dieses Referates wählte ich das Land Kanada aus. Deutschsprachige (oder auch Englischsprachige) Literatur zum Gesundheitssystem von Kanada zu finden erwies sich als relativ schwierig, daher beschränken sich die Informationen zu Kanada auch fast ausschließlich auf Rechercheergebnisse mit Hilfe des Internets. Das Internet bot zahlreiche Informationen zum Gesundheitssystem von Kanada insbesondere die Website´s der WHO, der OECD, der kanadischen Botschaft und die Website der kanadischen

---

[1] Klemperer, D. 2002, S. 10
[2] vgl. Rosenbrock, R., Gerlinger, Th. 2004, S. 53ff.
[3] vgl. Microsoft Encarta Enzyklopädie Professional 2005: Kanada; vgl. Marchildon, G.P. 2005, S. 7
[4] vgl. Marchildon, G.P. 2005, S. 2
[5] Der vierte Teil dieser Arbeit orientiert sich vorwiegend an dem Buch von Schneider, M. et al. 1995: Gesundheitssysteme im internationalen Vergleich.

Regierung. Spezifische Informationen können kostenlos als PDF - Dateien herunter geladen werden. Der Korrektheit, der Eigennamen und des Kontextes wegen, zitiere ich teilweise in Englisch (einschließlich Abbildungen und Tabellen) und nicht in Deutsch, da es häufig für die Übersetzung englischer Begriffe bzw. Fachtermini mehrere Übersetzungsmöglichkeiten gibt.

2 Klärung von Begrifflichkeiten

Zum Gesamtverständnis werden zunächst einige Begriffe wiederholt bzw. nochmals ins Gedächtnis gerufen, wie sie laut der spezifischen Fragestellung zur Bearbeitung dieses Referates auftreten. Es werden die Begriffe Rehabilitation, Prävention und Gesundheitsförderung kurz vorgestellt, wobei die Gesundheitsförderung etwas näher beleuchtet wird.

2.1 Rehabilitation

Rehabilitation (Re-, lat. habilis = passend, tauglich) meint im allgemeinen Wiederherstellung oder auch (Wieder-) Eingliederung körperlich, sensorisch, emotional oder anders behinderter Personen in den Arbeitsprozess und die Gesellschaft.[6] „Mit Rehabilitation werden Maßnahmen bezeichnet, die Menschen, die durch Krankheit, ein angeborenes Leiden oder durch eine Schädigung körperlich, geistig oder seelisch behindert sind, über eine Akutbehandlung hinaus in die Lage versetzen, eine Lebensform zu finden oder wieder zu erlangen, die ihnen entspricht und ihrer würdig ist."[7]

Es können verschiedene Formen der Rehabilitation unterschieden werden:

- Medizinische Rehabilitation: Ziel ist die Heilung oder Linderung von Krankheiten sowie die Prophylaxe von Folgeerkrankungen (tertiäre Prävention),
- Berufliche Rehabilitationsmaßnahmen: werden bei verminderter Berufs- und Erwerbsfähigkeit angewandt mit dem Ziel, durch berufliche Integration finanzielle Unabhängigkeit und einen angemessenen Lebensstandard zu erreichen,
- Schulische Rehabilitation: wird bei Kindern und Jugendlichen durchgeführt, deren Lernfähigkeit aufgrund von angeborenen oder erworbenen Behinderungen verbunden ist,
- Soziale Rehabilitation: meint die Wiedereingliederung des Behinderten in das familiäre, berufliche, politische und kulturelle Leben,

---

[6] vgl. Pschyrembel 2002, S. 1429
[7] Troschke, J.v., Mühlbacher, A. 2005, S. 52

- Anschlussheilbehandlungen (AHB): sind Rehabilitationsmaßnahmen die direkt an den Aufenthalt im Akutkrankenhaus anschließen.

(vgl. Troschke, J.v., Mühlbacher, A. 2005, S. 52)

Rehabilitationsmaßnahmen zielen also folglich zuerst auf die Fähigkeit zur Bewältigung des Alltags ab. Ziel ist eine möglichst selbständige Lebensführung.

2.2 Prävention

„Unter Prävention versteht man die Verhütung von Krankheiten durch Ausschaltung von Krankheitsursachen, Früherkennung und Frühbehandlung oder durch die Vermeidung des Fortschreitens einer bestehenden Krankheit."[8]

Prävention leitet sich von dem lateinischen Wort „praevenire" ab und bedeutet soviel wie zuvorkommen und verhüten. Anders als die Gesundheitsförderung versucht die Prävention eine gesundheitliche Schädigung durch gezielte Aktivitäten zu verhindern und weniger wahrscheinlicher zu machen. Grundsätzlich werden die primäre, sekundäre und tertiäre Prävention unterschieden.[9]

Primäre Prävention: heißt Krankheitsverhütung, wenn noch keine Krankheit aufgetreten ist. Sie umfasst alle spezifischen Aktivitäten vor Eintritt einer fassbaren biologischen Schädigung zur Vermeidung auslösender oder vorhandener Teilursachen. Mit anderen Worten umfasst die Primärprävention die Förderung der Gesundheit und die Verhütung von Krankheit durch Beseitigung ursächlicher Faktoren.[10]

Sekundäre Prävention: heißt Krankheitsfrüherkennung, um Krankheiten möglichst früh zu erkennen, bevor erste Symptome bzw. Beschwerden auftreten. Zentral ist die Förderung nach gesichertem Zusatznutzen der Frühbehandlung (durch Gesundheitschecks, Vorsorgeuntersuchungen, Früherkennungsmaßnahmen) gegenüber einer später einsetzenden Normalbehandlung. Die Früherkennungsuntersuchungen werden als „Screenings" bezeichnet.[11]

---

[8] BZgA 2003, S. 179
[9] vgl. BZgA 2003, S. 179; vgl. Schwartz, F.W. et al. 2003, S. 189
[10] vgl. BZgA 2003, S. 179; vgl. Schwartz, F.W. et al. 2003, S. 189
[11] vgl. BZgA 2003, S. 179;vgl. Schwartz, F.W. et al. 2003, S. 189

Tertiäre Prävention: heißt Verhütung bzw. Verhinderung der Krankheitsverschlechterung. Sie richtet vor allem an Patienten bei denen bereits eine Krankheit ausgebrochen ist. Ziel ist hier die Milderung von Beschwerden und die Abmilderung von Folgeschäden.[12]

Des Weiteren werden drei Ansätze in der Prävention unterschieden:

1. Medizinische Prävention
2. Verhaltensprävention
3. Verhältnisprävention

„Präventionsmaßnahmen können sich ferner sowohl auf das Verhalten von Individuen und Gruppen (Verhaltensprävention) als auch auf Veränderungen der biologischen, sozialen oder technischen Umwelt (Verhältnisprävention, Gesundheitsschutz) beziehen."[13]

2.2.1 Verhaltensprävention

„Verhaltensprävention versucht individuelles (Risiko-) Verhalten wie Rauchen oder Bewegungsarmut zu verändern oder Personen zu motivieren, medizinisch-technologische Interventionen wie Impfungen oder Früherkennungsverfahren in Anspruch zu nehmen."[14]

Ein klassisches Beispiel für verhaltenspräventive Maßnahmen sind z.B. Fernsehspots zur AIDS-Aufklärung. Weiterhin über die Förderung des Nichtrauchens, körperlicher Aktivi-tät, eine cholesterinarme Ernährung etc. etc.

2.2.2 Verhältnisprävention

Bei der Verhältnisprävention hingegen geht es darum, ökologische, soziale, ökonomische oder kulturelle Umweltbedingungen zu ändern und somit Einfluss auf die Entstehung und Entwicklung von Krankheiten zu nehmen.[15] Verhältnisbezogene Maßnahmen setzen somit auf Veränderungen in der Umwelt von Individuen. Beispiele hierfür sind: eine flächendeckende Fluoridierung des Trinkwassers, ergonomische Maßnahmen an Arbeitsplätzen, Einführung von Salatbars in Kantinen von Betrieben etc. Gesundheitsförderung gilt im Kontext des Setting - Ansatzes eher als verhältnisorientiert.[16]

Folglich lassen sich die Übergänge zur Gesundheitsförderung bei der Verhältnisprävention finden.

---

[12] BZgA 2003, S. 179
[13] Schwartz, F.W. et al. 2003, S. 191
[14] Leppin, A. In: Hurrelmann, K. et al. 2004, S. 36
[15] vgl. Leppin, A. In: Hurrelmann, K. et al. 2004, S. 36
[16] vgl. Leppin, A. In: Hurrelmann, K. et al. 2004, S. 36

2.3 Gesundheitsförderung

„Gesundheitsförderung setzt an den Schutzfaktoren (auch: Ressourcen) an und will diese fördern (Beispiele: Lebenskompetenzprogramme, die das Selbstwertgefühl und die Problemlösekompetenzen von Kindern steigern sollen). Sie hat das Ziel, die Gesundheit und das Wohlbefinden zu steigern. Das zugrunde liegende Modell ist das Salutogenesemodell."[17] Das Konzept der Salutogenese wurde von dem Medizinsoziologen Aaron Antonovsky (1923-1994) entwickelt. Er beschäftigte sich ausgiebig mit der Fragestellung was den Menschen trotz potentiell gesundheitsgefährdender Einflüsse gesund erhält oder Menschen trotz extremer Belastungen nicht krank werden. Antonovsky geht in seiner Beschreibung über die salutogenetische Orientierung davon aus, dass Menschen sich in einem Kontinuum zwischen den Polen Gesundheit und Krankheit bewegen, den Zustand der völligen Gesundheit oder Krankheit aber nie erreichen.[18]

Grundsätzlich verfolgt Gesundheitsförderung das Ziel Ressourcen der Bevölkerung zu stärken, um die Gesundheit zu verbessern. Individuen sollen befähigt werden, ihre Gesundheitschancen zu erhöhen, indem sie dazu befähigt werden. Des Weiteren sollen die ökonomischen, sozialen und ökologischen Rahmenbedingungen verbessert werden.[19]

So ist mit dem Terminus „Gesundheitsförderung" eine Reihe von Maßnahmen verbunden, wie zum Beispiel:

Förderung gesunder Lebensweisen.

Verbesserung des Zugangs zu Gesundheitsdiensten und der Beteiligung der Menschen an den Entscheidungen, die ihre Gesundheit betreffen.

Förderung einer gesunden physischen und sozialen Umwelt, die es den Menschen erleichtert sich gesünder zu verhalten.

Aufklärung der Menschen über die Funktionsweise und Gesundherhaltung ihres Körpers.

(Naidoo, J. & Wills, J. 2003, S. 71)

2.3.1 Definierung der Gesundheitsförderung

Die unterschiedlichen Vorstellungen über Gesundheit spiegeln sich auch in den Auffassungen wieder was Gesundheitsförderung eigentlich ist bzw. was darunter verstanden wird. Im Laufe der Zeit vollzog sich ein Wandel von sanitären Maßnahmen der Öffentlichen Gesundheit im

---

[17] Altgeld, Th. & Kolip, P. In: Hurrelmann, K. et al. 2004, S. 41f.
[18] vgl. Antonovsky, A. 1997, S. 22ff.; vgl. BzgA 2001, S. 24ff.
[19] vgl. Altgeld, Th. & Kolip, P. In: Hurrelmann, K. et al. 2004, S. 42

19. Jahrhundert, über individuellem Verhalten ausgerichtete Gesundheitserziehung, bis zu Interventionen im gesamten Bereich der Gesellschaft und Umwelt Ende des 20. Jahrhunderts. Durch die vorherrschende Dominanz des medizinischen Modells von Gesundheit wurde die Gesundheitsförderung oft nur als Krankheitsprävention gesehen.[20]

Die Begriffe Gesundheitsförderung und Prävention werden im politischen, praktischen und wissenschaftlichen Sprachgebrauch oft synonym gebraucht. Das Verhältnis zueinander ist oftmals unklar und bis Dato gibt es keine Einigung über die spezifischen Gegenstandsbereiche und Zielsetzungen der Gesundheitsförderung. Es gibt keine scharfe Abgrenzung zwischen Gesundheitsförderung und Krankheitsverhütung.

„Waller hat vorgeschlagen, Gesundheitsförderung und Prävention als die beiden grundlegenden Strategien zur Verbesserung bzw. Erhaltung der Gesundheit zu verstehen, wobei sich Gesundheitsförderung auf die Erhaltung und Stärkung von Gesundheitsressourcen und Prävention auf die Reduzierung und Vermeidung bezieht."[21] Ebenso werden die Begriffe Gesundheitserziehung, Gesundheitsaufklärung und Gesundheitsförderung häufig synonym benutzt, obwohl die Gesundheitsförderung durchaus als Oberbegriff verstanden werden kann. Tones (1990) erklärt Gesundheitsförderung wie folgt: „Gesundheitsförderung umfasst alle Maßnahmen, die bewusst auf die Förderung der Gesundheit und die Bewältigung von Krankheiten angelegt sind [...] Ein Hauptmerkmal der Gesundheitsförderung ist zweifelsohne die „Gesundheitsfördernde Gesamtpolitik" mit ihren Möglichkeiten durch gesetzgeberische, steuerrechtliche, ökonomische und andere Formen der Veränderung der physischen und sozialen Umwelt einen gesellschaftlichen Wandel herbeiführen."[22]

In der Praxis wird die Gesundheitsförderung verhaltensorientiert oder verhältnisorientiert charakterisiert. Die Weltgesundheitsorganisation hat 1986 in der Ottawa Charta Gesundheitsförderung wie folgt definiert: „Gesundheitsförderung zielt auf einen Prozess, allen Menschen ein höheres Maß an Selbstbestimmung über ihre Gesundheit zu ermöglichen und sie damit zur Stärkung ihrer Gesundheit zu befähigen. Um ein umfassendes körperliches, seelisches und soziales Wohlbefinden zu erlangen, ist es notwendig, dass sowohl einzelne als auch Gruppen ihre Bedürfnisse befriedigen, ihre Wünsche und Hoffnungen wahrnehmen und verwirklichen, sowie ihre Umwelt meistern bzw. sie verändern können."[23]

---

[20] Naidoo, J. & Wills, J. 2003, S. 77
[21] BZgA 2003, S. 105
[22] Tones, K. 1990, zit. nach Naidoo, J. & Wills, J. 2003, S. 81
[23] WHO 1986

So wurden 1986 in der Ottawa Charta 5 Handlungsfelder der Gesundheitsförderung formuliert:

1. Die Entwicklung einer gesundheitsfördernden Gesamtpolitik.
2. Die Schaffung unterstützender Umwelten für Gesundheit.
3. Die Entwicklung der Kompetenzen des Einzelnen im Umgang mit Gesundheit und Krankheit, wozu auch die Informations- und Bewältigungsstrategien gehören.
4. Die Stärkung gesundheitsbezogener Gemeinschaftsaktionen, wozu auch die soziale Unterstützung und Netzwerkbildung gehören.
5. Neuorientierung der Gesundheitsdienste über die medizinisch-kurativen Betreuungsleistungen hinaus und Verbesserung des Zugangs zu den Gesundheitsdiensten.

(vgl. Naidoo, J. & Wills, J. 2003, S. 76f.)

Die Ottawa-Charta zur Gesundheitsförderung gilt als Kristallisationspunkt für ein neues Gesundheitsverständnis und als Startsignal für Gesundheitsförderungsstrategien auf internationaler und nationaler Ebene.[24] Grundsätzlich ist Gesundheitsförderung als ein integrativer Ansatz zur Feststellung und Durchsetzung gesundheitlicher Aufgaben zu verstehen, demzufolge gibt es auch keine Grenzen für die Gesundheitsförderung.

3 Grundinformationen zu Kanada

Kanada ist nach Russland das größte Land der Welt. Es besticht vor allem durch seine vielseitige Landschaft und naturgeographischen Räume, sowie durch seine zahlreichen Seen und Flüsse. Auch ist Kanada ein klassisches Einwanderungsland und weist eine große ethnische und kulturelle Vielfalt auf. Nachdem zuvor kurz einige Begriffe geklärt wurden, folgen in diesem Teil der Arbeit ein paar grundlegende Informationen über Kanada.

3.1 Geographie und Soziodemographie von Kanada

„Canada is the second largest country of the world, with a land area of 9.093.507 km² (or 9.984.670 km² including inland water). The mainland spans a distance of 5.514 km from east to west, and 4.634 km from north to south."[25]

---

[24] vgl. Altgeld, Th. & Kolip, P. In: Hurrelmann, K. et al. 2004, S. 43
[25] Marchildon, G.P. 2005, S. 2

Abbildung 1:

Physische Landkarte von Kanada[26]

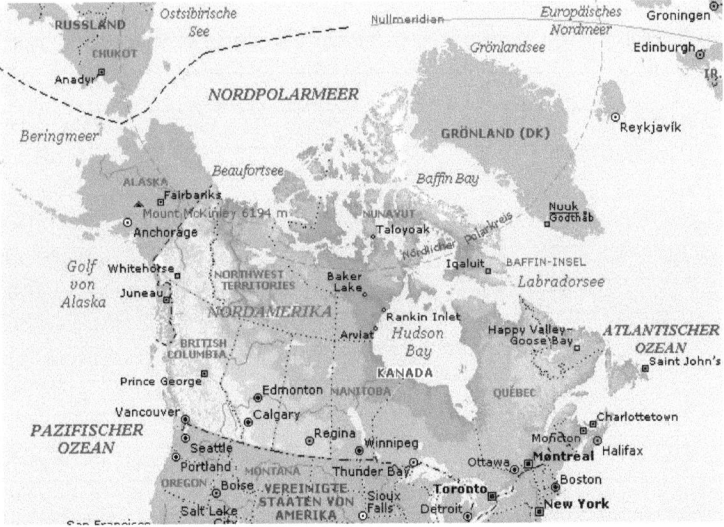

Quelle: Microsoft Encarta Enzyklopädie Professional 2005: Weltatlas „Kanada"

Im Norden grenzt Kanada an das Nordpolarmeer, im Osten an den Atlantischen Ozean, im Süden an die Vereinigten Staaten von Amerika und im Westen an den Pazifischen Ozean, sowie an den US-Bundesstaat Alaska. Kanada ist in zehn Provinzen und drei direkt der kanadischen Bundesregierung unterstellte Territorien gegliedert *(vgl. Tabelle 1)*. Deutschland, mit einer Größe von 356.970 km², passt fast 28mal in die Fläche von Kanada, hat aber mit 82,5 Mio. Einwohnern (2004) rund 2,5mal so viele Einwohner als Kanada (32,5 Mio. Einwohner im Jahr 2004).[27]

---

[26] Legende zur physischen Landkarte von Kanada vgl. Anhang 1
[27] vgl. Busse, R., Riesberg, A. 2005, S. 1; vgl. Marchildon, G.P. 2005, S. 1ff.

Tabelle 1:

Allgemeine Informationen von Kanada

Staatsname	Kanada
Hauptstadt	Ottawa
Fläche	9 984 670 km²
Verwaltungseinheiten	Einwohner (Jahr)
Newfoundland and Labrador	520 000 (2004)
Prince Edward Island	138 000 (2004)
Nova Scotia	937 000 (2004)
New Brunswick	750 000 (2004)
Québec	7,51 Millionen (2004)
Ontario	12,29 Millionen (2004)
Manitoba	1,17 Millionen (2004)
Saskatchewan	995 000 (2004)
Alberta	3,17 Millionen (2004)
British Columbia	4,17 Millionen (2004)
Yukon Territory (Territorium)	31 400 (2004)
Northwest Territories (Territorium)	42 300 (2004)
Nunavut (Territorium)	29 500 (2004)

Quelle: Microsoft Encarta Enzyklopädie Professional 2005: Kanada

Die größten Städte von Kanada sind Montreal, Calgary, Toronto, Winnipeg, Edmonton, Mississauga, Vancouver, Laval, London, Ottawa, Hamilton, Surrey, Kitchener, Québec, St. Catharines, Halifax und Victoria. Folgende Tabelle *(vgl. Tabelle 2)* legt einige grundlegen-de Angaben über die Bevölkerung von Kanada dar.

13

Tabelle 2:

Bevölkerung von Kanada

Einwohner	32,51 Millionen (2004)
Wachstumsrate	0,92 Prozent (2004)
Bevölkerungsdichte	3,5 Einwohner pro km²
Bevölkerungsverteilung	Prozent (Jahr)
Stadt	79 Prozent (2002)
Land	21 Prozent (2002)
Durchschnittliche Lebenserwartung	Alter in Jahren (Jahr)
Insgesamt	80 Jahre (2004)
Männer	76,6 Jahre (2004)
Frauen	83,5 Jahre (2004)
Kindersterblichkeitsrate	5 Sterbefälle pro 1.000 Lebendgeburten (2004)
Ethnische Gruppen	Angaben in Prozent
Anglokanadier	35 Prozent
Frankokanadier	25 Prozent
Anderer europäischer Herkunft	20 Prozent
Indigene Bevölkerung (im Zensus als "Aboriginal" bezeichnet)	3 Prozent
Andere	17 Prozent
Sprachen	Englisch (Amtssprache), Französisch (Amtssprache), Deutsch, Italienisch, Ukrainisch, Chinesisch, Spanisch, indigene Sprachen
Religionszugehörigkeit*	Angaben in Prozent
Katholiken	45,2 Prozent
Vereinigte Kirche Kanadas	11,5 Prozent
Anglikaner	8,1 Prozent
Andere Protestanten	7,9 Prozent
Konfessionslos oder mit anderer Religionszugehörigkeit	27,3 Prozent
*Die Prozentzahlen beziehen sich auf Personen, die nur einer Volksgruppe angehören	

Quelle: Microsoft Encarta Enzyklopädie Professional 2005: Kanada

14

3.2 Politischer und Wirtschaftlicher Hintergrund

"Canada is a constitutional monarchy based upon a Westminster-style parliamentary democracy. It is also a federation with two constitutionally recognized orders of govern-ment. The first order is the central or "federal" government, generally a reference to the democratically elected members of parliament (MPs) of the House of Commons, although formally it also includes the appointed members of an upper house known as the Senate of Canada. Senators are appointed on a regional basis by the Prime Minister of Canada."[28]

Die Staatsform von Kanada ist also eine bundesstaatlich geordnete parlamentarische Monarchie des Commonwealth. Kanada erreichte seine Unabhängigkeit (von Nordirland und Großbritannien) am 01. Juli 1867. Zur Verfassung ist zu sagen, dass der British North America Act von 1867 durch die Verfassung vom 17. April 1982 ersetzt wurde (es besteht ein Allgemeines Wahlrecht ab 18 Jahre).[29] Die Verfassung (von 1982) betont besonders die Eigenständigkeit des Landes und beseitigt jegliche Eingriffsmöglichkeit Großbritanniens in die Angelegenheiten von Kanada. Ein wichtiges Element des Gesetzeswerkes ist der Schutz der Rechte der Ureinwohner. Die zehn Provinzen haben eigene Regierungen und Parlamente und verfügen über eine weitgehende Selbstbestimmung. Die drei Bundesterritorien (Yukon Territory, Northwest Territories und Nunavut) sind direkt der Zentralregierung unterstellt.[30]

Exekutive: An der Spitze der kanadischen Regierung steht der Premierminister, der vom Generalgouverneur ernannt wird. Premierminister und Kabinett sind dem Parlament ver-antwortlich.[31]

Legislative: Die gesetzgebende Gewalt liegt beim Zweikammerparlament, das sich aus dem Senat (mit maximal 112 vom Generalgouverneur ernannten Vertretern der Provinzen) und dem Unterhaus (House of Commons mit 301 – davon 75 aus der Provinz Quebec – vom Volk nach dem Mehrheitswahlrecht gewählten Mitgliedern) zusammensetzt. Bei der Gesetzgebung wirken beide Kammern zusammen.[32]

Judikative: Das politische Geschehen wurde lange Zeit von zwei großen Parteien bestimmt, der Liberal Party (Liberale Partei, LP) und der Progressive Conservative Party (Fortschrittlich-Konservative Partei, PCP). Beide lösten sich wiederholt in der Führung der

---

[28] Marchildon, G.P. 2005, S. 8
[29] vgl. Microsoft Encarta Enzyklopädie Professional 2005: Kanada; vgl. Marchildon, G.P. 2005, S. 8
[30] vgl. Microsoft Encarta Enzyklopädie Professional 2005: Kanada
[31] Microsoft Encarta Enzyklopädie Professional 2005: Kanada
[32] Microsoft Encarta Enzyklopädie Professional 2005: Kanada

Regierung ab. Während die LP ihre dominierende Rolle behaupten konnte, verlor die PCP nach der Schwächung durch interne Flügelkämpfe stark an Gewicht. Stärkste konservative Gruppierung wurde die Reform Party, die sich jedoch im April 2000 auflöste, um sich als Sammelbecken für das zersplitterte konservative Parteienspektrum anzubieten. Gemeinsam mit abgespaltenen Gruppen der PCP konstituierte sie sich unter der Bezeichnung Canadian Alliance neu. Der Bloc Québécois (BQ) ist als Abspaltung der Konservativen auf Quebec beschränkt und vertritt die Autonomie dieser Provinz. Die New Democratic Party (NDP) ist sozialdemokratisch orientiert.[33]

"Canada is an advanced industrial economy with a substantial resource base. Living standards are among the highest in the world and GDP per capita (measured as purchasing-power-parity adjusted US dollars) was US $ 27.130 in 2001."[34]

Im Jahr 2002 betrug das Bruttoinlandsprodukt (BIP) von Kanada 714.327 Millionen US-Dollar. Das BIP pro Einwohner im Jahr 2001 (US $) betrug 22.130 US-Dollar. Bei dem BIP nach Wirtschaftssektoren nimmt der Dienstleitungssektor (65,7%) den größten Teil ein, gefolgt von der Industrie (31,8%) und der Landwirtschaft (2,5%) (Prozentangaben bezogen auf das Jahr 1999). Die Währung: 1 kanadischer Dollar (C$) = 100 Cents.[35]

3.3 Wer ist aktuell Gesundheitsminister/In in Kanada?

Aktueller Gesundheitsminister von Kanada ist Tony Clement.
"Minister of Health and the Minister for the Federal Economic Development Initiative for Northern Ontario" Tony Clement was elected to the House of Commomns in 2006, representing Parry Sound-Muskoka. He was subsequently appointed Minister of Health and Minister for the Federal Economic Development Initiative for Northern Ontario (FedNor). Mr. Clement is also the Chair of the Social Affairs Committee of Cabinet. Prior to this, Mr. Clement was a member of Ontario's provincial legislature from 1995 to 2003. In 1997, Mr. Clement was appointed Minister of Transportation. In 1999, he became Minister of Environment and later, Minister of Municipal Affairs and Housing. In 2001, he was appointed Minister of Health and Long Term Care. As Health Minister, he was responsible for a ministry with a 28 billion dollar budget. He initiated primary care reform, created the successful Telehealth system, oversaw the expansion of the hospital system and provided

---

[33] Microsoft Encarta Enzyklopädie Professional 2005: Kanada
[34] Marchildon, G.P. 2005, S. 7
[35] vgl. Microsoft Encarta Enzyklopädie Professional 2005: Kanada; vgl. Marchildon, G.P. 2005, S. 7

leadership for the country during SARS. Prior to his election, Mr. Clement was counsel to a national law firm, a Visiting Fellow at the University of Toronto Faculty Of Law and was a small business owner. Mr. Clement holds a Bachelor of Arts in political science and a law degree from the University of Toronto. He was born in Manchester, England, in 1961. Mr. Clement is married to Lynne Golding and is the father of three children. He resides in Port Sydney, Ontario.

Quelle: Website der kanadischen Regierung: The Honourable Tony Clement,

http://www.hc-sc.gc.ca

4 Das Gesundheitssystem in Kanada

„Kanada verfügt über ein soziales und steuerfinanziertes Gesundheitswesen. Der Zugang zu allen als medizinisch notwendig erbrachten Leistungen besteht für die gesamte Bevölkerung. Eine Ausgrenzung ganzer Teile der Bevölkerung aus der medizinischen Versorgung wie im Nachbarland USA findet hier nicht statt."[36]

Rahmen für die Gesundheitsversorgung der Menschen in Kanada bildet das Gesundheits-gesetz von 1984.[37] Die Provinzen von Kanada füllen den nationalen Rahmen im Bereich ihrer Jurisdiktion in eigener Verantwortung aus. Gegenüber dem Gesundheitsministerium sind sie rechenschaftspflichtig, dass sie die Versorgung quantitativ und qualitativ sicherstellen. In Kanada ist es im Vergleich zu Deutschland erlaubt, einer größeren Zahl von Gesundheitsberufen, sich selbst zu verwalten.[38]

Dieser Abschnitt gibt einen Überblick über das kanadische Gesundheitssystem, deren historische Entwicklung, Organisation und Grundstruktur, Versorgung nach Leistungsseg-menten und gesundheitspolitischen Trends und Reformen, bevor im anschließenden Teil dieser Arbeit auf die Gesundheit von den Menschen in Kanada spezifischer eingegangen wird.

4.1 Überblick

In den Provinzen Kanadas wurde in der Nachkriegszeit schrittweise zuerst für die stationären und dann auch für die ambulanten medizinischen Leistungen ein nationaler Gesundheitsdienst eingeführt. Die Verwaltung der Krankenkassen sowie die Organisation des

---

[36] Klemperer, D. 2002, S. 11
[37] Canada Health Act April 1. 1984
[38] vgl. Klemperer, D. 2002, S. 11f.

Gesundheitswesens obliegen den zehn Provinzen Kanadas. Den Kanadiern gelang es das Wachstum der Gesundheitsausgaben zu begrenzen. Der Anteil ihrer Gesundheitsausgaben am Bruttoinlandsprodukt lag im Jahr 1992 bei 9,65% (1980: 6,79%). Das entspricht einem durchschnittlichen jährlichen Wachstum der Gesundheitsquote von 3,0%.[39] Von den 65,8 Mrd. C$ (110,22 Mrd. DM) an den direkten Gesundheitsausgaben im Jahr 1992 wurden 47,2% für das Krankenhaus, 10,1% für niedergelassene Ärzte, 15,3% für Arzneimittelausgaben und 11,8% für Pflege ausgeben. Kanada verwendet damit einen überdurchschnittlichen Anteil für Pflege auf, obgleich der Anteil der älteren Bevölkerung in Kanada unterdurchschnittlich ist. Auch ist der Anteil der Krankenhausangaben über-durchschnittlich.[40] Im Jahr 1992 wurden 71,1% der Ausgaben durch die Einnahmen der öffentlichen Hand, 5,1% über private Versicherungen und 23,8% durch die Selbstbeteiligung der privaten Haushalte finanziert. Zahnärztliche Leistungen werden zum großen Teil (64%) durch private Versicherungen und zum Teil durch die Patienten (24%) finanziert. Die Akut-Bettendichte beträgt 5,0 je 1.000 Einwohner, die Arztdichte 2,24 und die Zahnarztdichte 0,54 im Jahr 1991. Die kanadischen Werte liegen damit deutlich unter denen von Deutschland.[41] Die folgende Abbildung *(vgl. Abbildung 2)* veranschaulicht den Fluss der Gesundheitsausgaben des kanadischen Gesundheitssystems im Jahr 2004.

---

[39] vgl. Schneider, M. et al. 1995, S. 333
[40] vgl. Schneider, M. et al. 1995, S. 333
[41] vgl. Schneider, M. et al. 1995, S. 333

Abbildung 2:

Überblick der Gesundheitsausgaben des kanadischen Gesundheitssystems im Jahr 2004

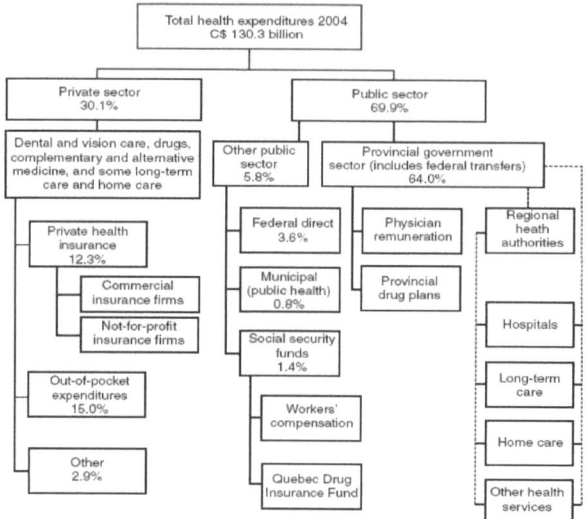

Quelle: CIHI 2004, zit. nach Marchildon, G.P. 2005, S. 2

4.2 Gesundheitliche Situation

Die durchschnittliche Lebenserwartung der kanadischen Bevölkerung betrug im Jahr 1991 77,7 Jahre.[42] Kanada gehört damit zu den Ländern mit einer überdurchschnittlichen Lebenserwartung. Neben den Daten zur Lebenserwartung werden vom Kanadischen Statistischen Amt Daten zur „Gesundheitserwartung" zur Verfügung gestellt. Die letzten Berechnungen basieren auf einem Gesundheitssurvey aus den Jahren 1986/87. Danach können männliche Neugeborene erwarten, dass 84% ihrer Lebensspanne frei von krankheitsbedingten Einschränkungen sind, bei weiblichen Neugeborenen sind es 81%.[43]

Mit der hohen Lebenserwartung korrespondiert eine geringe Säuglingssterblichkeit. Die Säuglingssterblichkeit sank in den Jahren von 1980 bis 1992 von 10,4 auf 6,3 Fälle ab. Hinsichtlich des Gesundheitsverhaltens brachte der „Gesundheits Check-up des Kanadischen Statistischen Amtes" aus dem Jahre 1991 gute und schlechte Nachrichten. Zu den guten Nachrichten zählen, dass immer mehr Menschen das Rauchen einstellten. Von den Männern über 15 Jahren raucht nur noch rund ein Viertel (im Jahre 1966 waren es noch mehr als die

---

[42] Aktuellere und ausführlichere Informationen zur gesundheitlichen Lage der Menschen in Kanada folgen im fünften Teil dieser Arbeit
[43] vgl. Schneider, M. et al. 1995, S. 333

19

Hälfte), bei den Frauen hingegen war der Rückgang allerdings nur gering. Zu den weniger guten Nachrichten zählen, dass eine Zunahme hinsichtlich des Körpergewichts zu verzeichnen ist.[44]

4.3 Historische Entwicklung

Die Kanadier übertrugen in der ersten Hälfte des 20. Jahrhunderts ihre medizinische Versorgung vorwiegend an Ärzte in privaten Praxen. Die Ärzte wiesen ihre Patienten (wenn nötig) in lokal organisierte, gemeinnützige Krankenhäuser ein und betreuten sie auch gemäß den Belegarztsystem dort. In Kanada stellte sich bald heraus, dass ohne staatliche Interventionen die unteren Einkommensschichten nicht oder nur ungenügend gegen die finanziellen Folgen von Krankheit und Unfall geschützt wurden und insgesamt große Unterschiede im Zugang zu medizinischen Leistungen bestanden.[45]

Kanada gelang es nach Ende des 2. Weltkrieges in der Provinz Saskatchewan ein entscheidender Durchbruch. Nach einem Wahlsieg der Neuen Demokratischen Partei führte die Regierung 1947 eine obligatorische Krankenhausversicherung ein, die durch eine spezielle Kopfsteuer und aus allgemeinen Einnahmen der Provinzregierungen finanziert wurde.[46]

Im Jahr 1949 folgte Britisch - Kolumbien dem Beispiel Saskatchewans. Die meisten Provinzen waren jedoch zu konservativ, um diesen Beispielen zu folgen. Dem Bund fehlten die verfassungsmäßigen Grundlagen zu direkten Interventionen auf dem Gebiet des Gesundheitswesens. Die Installation der obligatorischen Krankenversicherung wurde durch Zuschüsse des Bundes gefördert. Grundlage hierfür bildete der im Jahr 1957 verabschiedete „Hospital Insurance and Diagnosis Services Act" (HIDS).[47]

Dieses Gesetz sicherte denjenigen Provinzen, die eine obligatorische Krankenhausversicherung einführten, Bundessubventionen für ungefähr die Hälfte der Ausgaben zu. Um diese Zuschüsse zu erhalten, mussten die Provinzen einige Voraussetzungen erfüllen, z.B. eine Versicherungspflicht von mindestens 95% der Bevölkerung, die Kostenübernahme sämtlicher Grundleistungen zur Behandlung eines Akut- oder Chronisch Kranken in der Allgemeinabteilung eines Krankenhauses sowie die Kontrolle

---

[44] vgl. Schneider, M. et al. 1995, S. 335
[45] vgl. Schneider, M. et al. 1995, S. 335
[46] vgl. Schneider, M. et al. 1995, S. 335
[47] vgl. Schneider, M. et al. 1995, S. 335

der Durchführung durch die Provinzregierung. Im Jahr 1961 folgte Quebec als letzte Provinz.[48]

In der Versicherung der ambulanten Arztleistung übernahm wiederum die Provinz Saskatchewan die Pionierrolle. Im November 1961 verabschiedete das Parlament von Saskatchewan einen entsprechenden „Medical Care Insurance Plan", der die ambulanten ärztlichen Leistungen in die obligatorische Krankenversicherung einbezog. Im Juli 1962 streikten die Ärzte jedoch gegen dieses Gesetz. Das Bundesparlament reagierte 1966 darauf mit dem „Medical Care Act". Im gleichen Jahr begann der Bund auch die medizinischen Ausbildungsstätten zu subventionieren (Health Resources Fund Act). Kanada sollte nicht länger auf die Einwanderung ausländischer Ärzte angewiesen sein.[49]

Für die Bundessubventionen gelten nach dem „Canada Health Act" des Jahres 1984 folgende Bedingungen: Die Versicherung muss umfassend sein. Mit geringfügigen Ausnahmen (z.B. kosmetische Chirurgie) sollen alle ärztlichen Leistungen umfassend und ohne irgendwelche Begrenzungen oder andere Restriktionen versichert sein. Die müssen allen unabhängig von der Zahlungsfähigkeit zur Verfügung stehen. Selbstbehalte sind nicht erlaubt. Die Versicherung hat allen Bewohnern einer Provinz zu gleichen Bedingungen offen zu stehen. Die Leistungen müssen übertragbar sein, so dass der Versicherte beim Arbeitsplatzwechsel oder beim Umzug in eine andere Provinz bis zur Aufnahme in den dortigen Versicherungsplan weiterhin abgesichert ist. Die Versicherung darf nicht gewinnorientiert sein und muss nach öffentlich rechtlichen Maßstäben verwaltet werden.
(Schneider, M. et al. 1995, S. 336)

Den privaten Versicherungen war es folglich nur noch möglich, Versicherungen für zusätzliche Leistungen anzubieten, die von der staatlichen Versicherung nicht gedeckt wurden (z.B. außerhalb des Krankenhauses erbrachte Zahnbehandlungen, verabreichte Medikamente etc.).[50]Die nachfolgende Zeittafel (von 1867 bis 2004) zeigt einen historischen Abriss der Entwicklungen im kanadischen Gesundheitssystem:

---

[48] vgl. Schneider, M. et al. 1995, S. 336
[49] vgl. Schneider, M. et al. 1995, S. 336
[50] vgl. Schneider, M. et al. 1995, S. 336

1867

British North American Act passed: federal government responsible for marine hospitals and quarantine; provincial/territorial governments responsible for hospitals, asylums, charities and charitable institutions.

1897 to 1919

Federal Department of Agriculture handles federal health responsibilities until Sept. 1, 1919, when first federal Department of Health created.

1920s

Municipal hospital plans established in Manitoba, Saskatchewan and Alberta.

1921

Royal Commission on Health Insurance, British Columbia.

1936

British Columbia and Alberta pass health insurance legislation, but without an operating program.

1940

Federal Dominion Council of Health created.

1942

Federal Interdepartmental Advisory Committee on Health Insurance created.

1947

Saskatchewan initiates provincial universal public hospital insurance plan, January 1.

1948

National Health Grants Program, federal; provides grants to provinces and territories to support health-related initiatives, including hospital construction, public health, professional training, provincial surveys and public health research.

1949

British Columbia creates limited provincial hospital insurance plan. Newfoundland joins Canada, has a cottage hospital insurance plan.

1950

Alberta creates limited provincial hospital insurance plan, July 1.

1957

Hospital Insurance and Diagnostic Services Act, federal, proclaimed (Royal Assent) May 1; provides 50/50 cost sharing for provincial and territorial hospital insurance plans, in force July 1, 1958.

1958

Manitoba, Newfoundland, Alberta and British Columbia create hospital insurance plans with federal cost sharing, July 1. Saskatchewan hospital insurance plan brought in under federal cost sharing, July 1.

1959

Ontario, New Brunswick and Nova Scotia create hospital insurance plans with federal cost sharing, January 1. Prince Edward Island creates hospital insurance plan with federal cost sharing, October 1.

1960

Northwest Territories creates hospital insurance plan with federal cost sharing, April 1.
Yukon creates hospital insurance plan with federal cost sharing, July 1.

1961

Québec creates hospital insurance plan with federal cost sharing, January 1. Federal government creates Royal Commission on Health Services to study need for health insurance and health services; appoint Emmet M. Hall as Chair.

1962

Saskatchewan creates medical insurance plan for physicians' services, July 1; doctors in province strike for 23 days.

1964

Royal Commission on Health Services, federal, reports; recommends national health care program.

1965

British Columbia creates provincial medical plan.

1966

Canada Assistance Plan (CAP), federal, introduced; provides cost-sharing for social services, including health care not covered under hospital plans, for those in need, Royal Assent July, effective April 1. Medical Care Act, federal, proclaimed (Royal Assent), December 19; provides 50/50 cost sharing for provincial/territorial medical insurance plans, in force July 1, 1968.

1968

Saskatchewan and British Columbia create medical insurance plans with federal cost sharing, July 1.

1969

Newfoundland, Nova Scotia and Manitoba create medical insurance plans with federal cost sharing, April 1. Alberta creates medical insurance plan with federal cost sharing, July 1. Ontario creates medical insurance plan with federal cost sharing, October 1.

1970

Québec creates medical insurance plan with federal cost sharing, November 1. Prince Edward Island creates medical insurance plan with federal cost sharing, December 1.

1971

New Brunswick creates medical insurance plan with federal cost sharing, January 1.

Northwest Territories creates medical insurance plan with federal cost sharing, April 1.

1972

Yukon creates medical insurance plans with federal cost sharing, April 1.

1977

Federal-Provincial Fiscal Arrangements and Established Programs Financing Act (EPF) federal cost-sharing shifts to block funding.

1979

Federal government creates Health Services Review; Emmet M. Hall appointed Special Commissioner to re-evaluate publicly funded health care system.

1980

Health Services Review report released August 29; recommends ending user fees, extra billing and setting national standards.

1981

Provincial/territorial reciprocal billing agreement for in-patient hospital services provided out-of-province/territory.

1982

Federal EPF amended; revenue guarantee removed, funding formula amended.

1983

Royal Commission on Hospital and Nursing Home Costs, Newfoundland, begins April, reports February 1984.

1984

The Canada Health Act, federal, passes (Royal Assent April 17), combines hospital and medical acts; sets conditions and criteria on portability, accessibility, universality, comprehensiveness, public administration; bans user fees and extra billing. Provincial/territorial reciprocal billing agreement for out-patient hospital services provided out-of province/ territory.

1985

Health Services Review Committee, Manitoba, begins, reports November.

1986

Federal transfer payments rate of growth reduced. Health Review Panel, Ontario, begins November, reports June 1987.

1987

Premier's Council on Health Strategy, Ontario, begins, ends in 1991. Royal Commission on Health Care, Nova Scotia, begins August 25, reports December 1989. Advisory Committee on the Utilization of Medical Services, Alberta, begins September, reports September 1989. All provinces and territories in compliance with the Canada Health Act by April 1.

1988

Provincial/territorial governments (except Québec) sign reciprocal billing agreement for physicians' services provided out-of-province/territory. Commission on Directions in Health Care, Saskatchewan, begins July 1, reports March 1990. Premier's Commission on Future Health Care for Albertans, Alberta, begins December, reports December 1989. Commission on Selected Health Care Programs, New Brunswick, begins November, reports June 1989.

1989 to 1994

Further reductions in federal transfer payments.

1990

Royal Commission on Health Care and Costs, British Columbia, begins reports 1991.

1991

National Task Force on Health Information, federal, reports; leads to creation of Canadian Institute of Health Information. Task Force on Health, Prince Edward Island, begins June, reports March 1992.

1994

National Forum on Health, federal, created to discuss health care with Canadians and recommend reforms, begins October, reports 1997.

1995

Federal EPF and CAP merged into block funding under the Canada Health and Social Transfer (CHST), to support health care, post-secondary education and social services.

1996

Federal CHST transfers begin April 1.

1998

Health Services Review, New Brunswick, begins reports February 1999.

1999

Social Union Framework Agreement (SUFA) in force; federal, provincial and territorial governments (except Québec) agree to collective approach to social policy and program development, including health. Minister's Forum on Health and Social Services, Northwest Territories, begins July, reports January 2000.

2000

First ministers' Communiqué on Health, announced September 11. Commission of Study on Health and Social Services (Clair Commission), Québec, created June 15, reports December 18. Saskatchewan Commission on Medicare (Fyke Commission), Saskatchewan, begins June 14, reports April 11, 2001. Premier's Advisory Council on Health for Alberta (Mazankowski

Council), Alberta, established January 31, reports January 8, 2002. Premier's Health Quality Council, New Brunswick, begins January, reports January 22, 2002.

2001

Standing Senate Committee on Social Affairs, Science and Technology review (Kirby Committee), federal, begins March 1, publishes recommendations October 2002. Commission on the Future of Health Care in Canada (Romanow Commission), federal, begins April 4 and reports November 2002. British Columbia Select Standing Committee on Health (Roddick Committee), begins August, reports December 10. Northwest Territories Action Plan, begins November, reports January 2002. [Health] Consultation Process, Ontario, begins July, results released January 21, 2002. Health Choices - A Public Discussion on the Future of Manitoba's Public Health Care Services, Manitoba, begins January, reports December.

2003

First ministers' Accord on Health Care Renewal, announced February 5. Health Council of Canada established to monitor and report on progress of Accord reforms, December 9.

2004

Federal CHST split into two transfers: the Canada Health Transfer (CHT) and the Canada Social Transfer (CST), April 1.

First ministers' a 10-Year Plan to Strengthen Health Care, September' 16.

Quelle: Website der kanadischen Regierung: Timeline, http://www.hc-sc.gc.ca

4.4   Organisation

Abbildung 3 gibt einen organisatorischen Überblick über das kanadische Gesundheitssys-tem.

Abbildung 3:

Organisation des kanadischen Gesundheitssystems

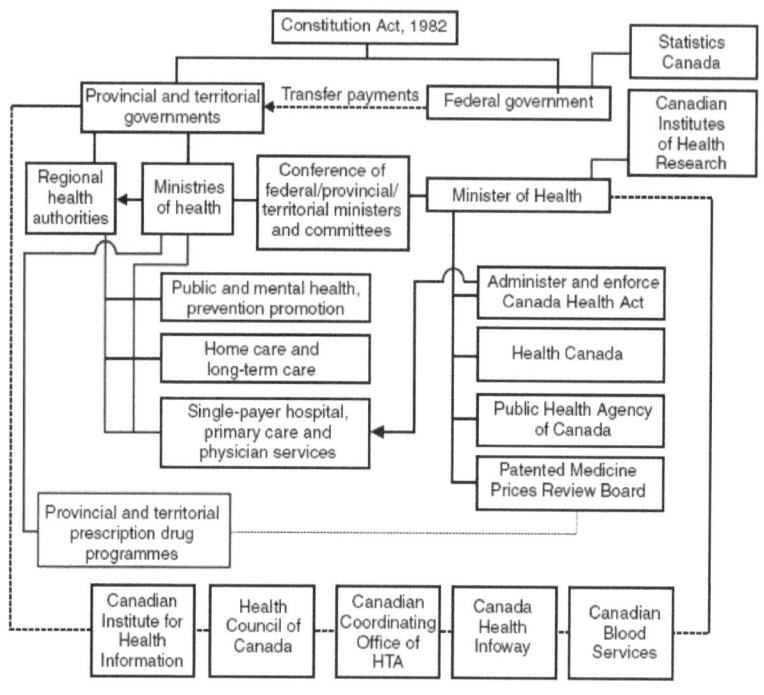

Quelle: Marchildon, G.P. 2005, S. 26

4.4.1   Institutionelle Struktur

Das Gesundheitswesen gehört in Kanada grundsätzlich in den Zuständigkeitsbereich der zehn Provinzen, die alle über eine obligatorische Krankenversicherung verfügen. Jede Provinz hat daher in der Organisation und Finanzierung ihres Gesundheitswesens eigene, oft nur historisch erklärbare Lösungen entwickelt. In manchen Provinzen werden die Kranken-versicherungen direkt von Gesundheitsministerien verwaltet, in anderen gibt es eigene öffentliche Körperschaften.[51] Die Bundes- und Provinzregierungen teilen sich die Verantwortung für die Gesundheit. Zwischen ihnen besteht eine formale

---

[51] vgl. Schneider, M. et al. 1995, S. 337

27

Organisationsstruktur, dazu zählen die Konferenz der Gesundheitsminister, die Konferenz der stellvertretenden Minister und die Beratungsausschüsse im Gesundheitswesen.[52]

4.4.1.1 Krankenversicherung und Sozialversicherung in Kanada

Das Kranken- und Sozialversicherungssystem von Kanada ist etwas unüberschaubar, da die Zentralregierung und die Provinzen sich die Regelungskompetenzen teilen. In vielen Fällen, setzt der „Bund" nur die rechtlichen Rahmenbedingungen fest – wie diese in die Praxis umgesetzt werden, ist Sache der Provinzen.[53]

Krankenversicherung

Kanada hat, wie schon erwähnt, ein staatliches Gesundheitssystem (*Medicare*). In den meisten Provinzen wird Medicare über Steuern finanziert. Nur in Alberta und British Columbia muss man Krankenversicherungsbeiträge bezahlen - dafür sind die Steuern entsprechend niedriger. Im Gegenzug für Steuern bzw. Beiträge erhalten die Kanadier kostenlose (besser: zahlungsfreie) Gesundheitsleistungen.[54]

Das System hat zwei Haken. Zum einen sind nur die kanadischen Bürger und Ausländer mit „permanent residence status", d.h. Ausländer mit bewilligtem Einwanderungsantrag, über Medicare versichert. Wer nur befristet in Kanada lebt, muss sich in Eigeninitiative absichern. Allerdings bieten einige Provinzen Medicare - Leistungen auch für bestimmte Gruppen von Ausländern ohne permanent residence status an.[55]

Zum anderen ist das Leistungsspektrum von Medicare eng begrenzt. So werden zwar die Arzt- und Krankenhauskosten meist übernommen, aber z.B. Medikamente muss man in der Regel komplett aus der eigenen Tasche bezahlen. Gleiches gilt für Notfalldienste und zahnärztliche Behandlungen. Was genau der Patient alles selbst bezahlen muss, ist von Provinz zu Provinz unterschiedlich. Nicht selten sind Kanadier zusätzlich über ihren Arbeitgeber krankenversichert. Wer allerdings seinen Job verliert, verliert dann auch diesen Versicherungsschutz.[56]

---

[52] vgl. Schneider, M. et al. 1995, S. 337
[53] Website Career Contact, http://www.career-contact.de
[54] Website Career Contact, http://www.career-contact.de
[55] Website Career Contact, http://www.career-contact.de
[56] Website Career Contact, http://www.career-contact.de

Sozialversicherung

In Kanada gibt es ein komplexes System von Sozialleistungen, die allerdings meist recht niedrig sind. Dazu gehören z.b. Kindergeld, Altersversorgung, Arbeitsunfallversicherung, Arbeitslosenversicherung und Sozialhilfe. Wer in Kanada arbeitet, muss eine Sozialversicherungsnummer - *social insurance number* (SIN) - beantragen. Versicherungsbeiträge werden vom Gehalt einbehalten. Für die einzelnen Sozialleistungen gelten jeweils unterschiedliche rechtliche Rahmenbedingungen. Zum Teil sind sie durch Steuern und z.t. durch Sozialversicherungsbeiträge finanziert. Auch in Kanada beteiligen sich die Arbeit-geber an den Sozialbeiträgen. Der Kreis der Anspruchberechtigten ist jeweils unterschied-lich. Meistens gehören Ausländer mit befristeten Aufenthaltsgenehmigungen nicht dazu. Auch hier gibt es im Detail Unterschiede zwischen den Provinzen oder sogar zwischen den einzelnen Städten.[57]

4.4.2 Gesundheitsschutz und Prävention

In den urbanen Zentren von Kanada koordinieren die Gesundheitsverwaltungen der Städte den Gesundheitsschutz. In den ländlichen Regionen werden die Aufgaben meist von den Provinzen an die Gesundheitszentren delegiert. Private gemeinnützige Einrichtungen sind dabei ein wichtiger Bestandteil der Gesundheitsnetzwerke. Jede Provinz verfügt darüber hinaus über ein spezielles öffentliches Gesundheitslabor, diese führen neben den Laboruntersuchungen für Krankenhäuser und niedergelassene Ärzte auch Wasser- und Nahrungsmittelkontrollen durch.[58] Auch ist die Förderung des Gesundheitsverhaltens ein wichtiger Pfeiler in der kanadischen Gesundheitspolitik. So gibt es spezielle Programme um die Inzidenz von Gesundheitsproblemen zu reduzieren wie z.B. Drogen- und Alkoholmissbrauch, Aids, Herz-Kreislauf-Erkrankungen durch eine Kombination von Aufklärungskampagnen, Forschung, Demonstrationsobjekten, Bildungsmaßnahmen und Beratungen.[59]

Im Bereich der Prävention und Zahnbehandlungen bei Kindern bieten die meisten Provinzen Krankenversicherungsleistungen an. Ein weiterer wichtiger Aspekt ist das Geburtsgewicht, da jenes Auswirkungen auf die Gesundheit des Neugeborenen hat, durch Präventivleistungen wird versucht, ein höheres Geburtsgewicht bei den Neugeborenen zu erreichen, um dadurch die Kindersterblichkeit zu verringern.[60]

---

[57] Website Career Contact, http://www.career-contact.de
[58] vgl. Schneider, M. et al. 1995, S. 337
[59] vgl. Schneider, M. et al. 1995, S. 337
[60] vgl. Schneider, M. et al. 1995, S. 337

4.4.3 Zuzahlungen

Der gewährte Leistungsschutz setzt sich aus mehreren sich ergänzenden Krankenversicherungen der Provinzen und des Staates zusammen. Im Allgemeinen ist die Krankenversicherung jeder Provinz zweigeteilt in eine Krankenversicherung für Krankenhausleistungen und eine Versicherung für ambulante Leistungen. Im kanadischen Gesundheitsgesetz ist verankert, dass jeder Kanadier Zugang zu einer qualitativen Gesundheitsversorgung hat, trotz dessen ist der Versicherungsschutz bei Arzneimitteln und zahnärztlichen Leistungen relativ gering.[61] Die Krankenversicherungen der Provinzen finanzieren in der Regel nur die Medikamente in den Krankenhäusern. Darüber hinaus übernehmen die 6 bevölkerungsreichsten Provinzen und 2 Territorien auch die Arzneimittelkosten der Rentner und Sozialhilfeempfänger. Außer kieferchirurgischen Eingriffen gehören Zahnbehandlungen und Zahnersatz bei den Erwachsenen nicht zu den Pflichtleistungen der Krankenversicherungen. Im Bereich der Prävention und Zahnbehandlungen bei Kindern bieten die meisten Provinzen Krankenversicherungsleistungen an.[62]

4.4.4 Finanzierungsstruktur

Die Gesundheitsausgaben im Jahr 1992 betrugen 65,8 Mrd. C$ (110,22 Mrd. DM), davon wurden 46,1 Mrd. C$ (77,22 Mrd. DM) vom Staat finanziert oder 70,1% der Gesamtausgaben. 0,7 Mrd. C$ (1,7 Mrd. DM) oder 1,0% wurden über Sozialbeiträge, 2,4 Mrd. C$ (5,7 Mrd. DM) oder 5,1% über die privaten Versicherungen und 15,7 Mrd. C$ (26,30 Mrd. DM) oder 23,8% über private Selbstzahlung getragen. Diese Finanzierungsstruktur - ein Viertel private Finanzierung, drei Viertel öffentliche Finanzierung - ist in den letzten zehn Jahren relativ stabil geblieben. Den Provinzen ist es freigestellt, ob sie ihre Krankenversicherungen über eigene Beiträge oder über Steuern finanzieren.[63] Die meisten Provinzen finanzieren die Krankenversicherungen über allgemeine Steuereinnahmen. Das vorherrschende Beitragssystem wurde in den meisten Provinzen zugunsten verschiedener Kombinationen von Einkommens-, Umsatz- und Eigentumssteuern ersetzt. In den Krankenversicherungen der Provinzen sind private Zuzahlungen bei ambulanten ärztlichen Leistungen sehr gering. Insgesamt mussten die Kanadier 1984/85 ihren Ärzten 50,4 Mio. C$ (84,42 Mrd. DM) extra bezahlen. Trotzdem ist die Selbstbeteiligung in Kanada umstritten,

---

[61] vgl. Schneider, M. et al. 1995, S. 338
[62] vgl. Schneider, M. et al. 1995, S. 338
[63] Schneider, M. et al. 1995, S. 338

weil sie mit dem obersten Ziel des unbeschränkten Zugangs zu notwendigen medizinischen Leistungen im Widerspruch gesehen wird.[64]

Abbildung 4 stellt die Finanzierungsstruktur von Kanadas Gesundheitssystem zusammenfassend dar.

Abbildung 4: **Funding structure of Canada´s health systems**

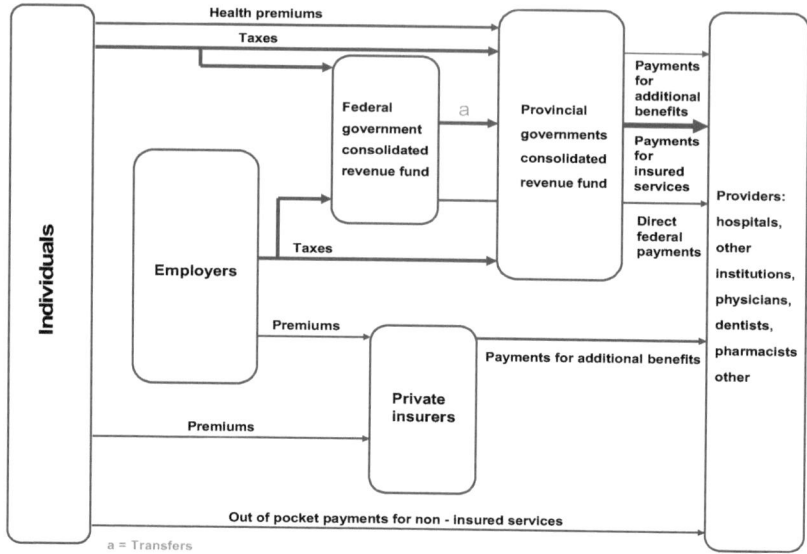

Quelle: OECD 1995, S. 32

"The principal source of health care finance is taxation by the provincial, territorial and federal governments. The remainder comes from individual patients in the form of out-of-pocket payments and private health insurance. This money is allocated to the health organizations and providers primarily by governments for a host of health services and goods that are provided or subsidized by governments and, secondarily, by individual patients and consumers for a number of health goods and services that are in the private sector."[65]

Abbildung 5 ist noch mal eine andere Art der Darstellung des Finanzierungsstromes des kanadischen Gesundheitssystems.

---

[64] vgl. Schneider, M. et al. 1995, S. 339
[65] Marchildon, G.P. 2005, S. 39

Finanzierungsströme des kanadischen Gesundheitssystems

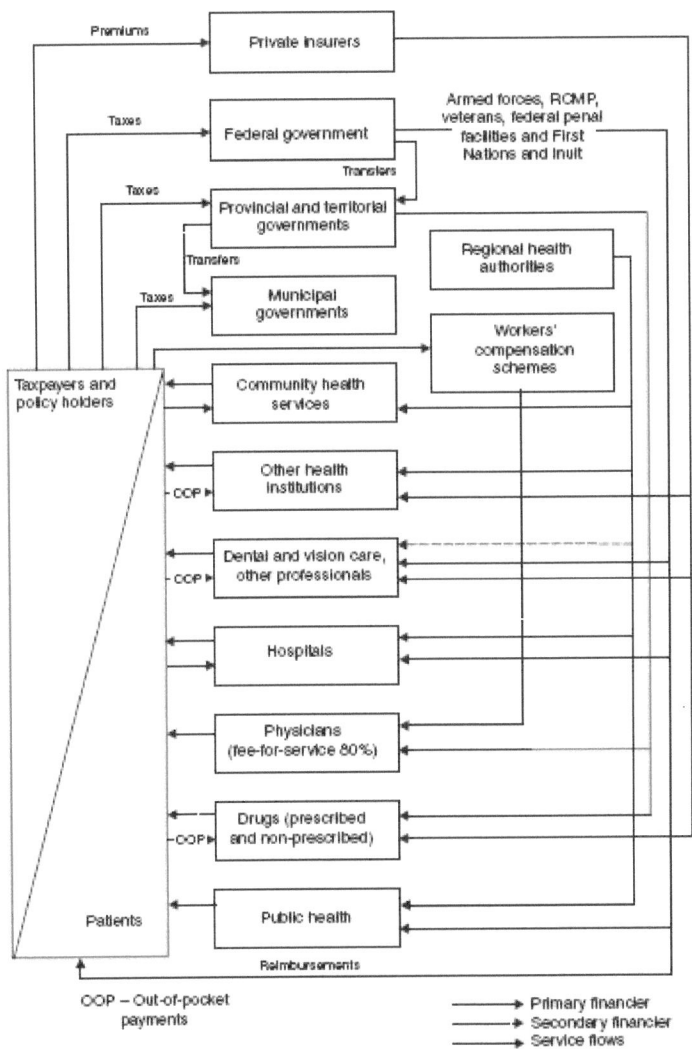

Quelle: Marchildon, G.P. 2005, S. 40

4.5 Versorgung nach Leistungssegmenten

Hier wird die Versorgung nach Leistungssegmenten kurz vorgestellt, zunächst insgesamt und anschließend differenzierter.

4.5.1 Insgesamt

Die laufenden Gesundheitsausgaben sind in Kanada zwischen 1980 und 1992 von 20,89 Mrd. C$ (35,00 Mrd. DM) auf 65,76 Mrd. C$ (110,15 Mrd. DM) angestiegen. Dies entspricht einer Steigerung von 6,8% auf 9,7% des Bruttoinlandsproduktes. Der größte Teil der Ausgaben fließt in den Krankenhaussektor. An zweiter Stelle folgen die Arzneimittel und an dritter Stelle die Pflege.[66] Die Ausgaben für Arzneimittel, Heil- und Hilfsmittel und ärztliche Leistungen stiegen seit 1982 überdurchschnittlich an. Dagegen blieb das Wachstum der Krankenhausleistungen und der Pflege unter dem Durchschnitt (beigetragen hat vor allem die Budgetierung im Krankenhaus).[67]

4.5.2 Ambulante ärztliche Versorgung

Die ambulante ärztliche Versorgung erfolgt durch frei praktizierende Ärzte. Ihre Zahl stieg in den letzten Jahrzehnten kontinuierlich an. Zwischen 1965 und 1985 verdoppelte sich auch die Anzahl der Medizinstudenten von 3.875 auf 7.350. Auch stieg die Zahl der ausländischen immigrierten Mediziner bis Mitte der 1970er Jahre rapide an. Infolge dessen begann der Bund auf Verlangen der Provinzen die Einwanderung von Ärzten zu erschweren. Ende des Jahres 1991 wies Kanada eine Arztdichte von 2,24 Ärzten auf 1.000 Einwohnern auf.[68] Die Vergütung der Ärzte erfolgt überwiegend nach Einzelleistungen. Jede Provinz entwickelte spezielle Anreize und Vorschriften, um eine ausgewogene regionale Verteilung der Ärzte sicherzustellen. Die Anpassung der Gebühren erfolgt in den einzelnen Provinzen auf unterschiedliche Weise. Unter Berücksichtigung des prognostizierten Bevölkerungswachstums, der Inanspruchnahme ärztlicher Leistungen und des Anstiegs der Praxiskosten wird die vereinbarte Einkommenserhöhung in eine entsprechende Erhöhung der Gebührenpositionen umgesetzt.[69] In der Regel versuchen die meisten ärztlichen Gebührenausschüsse, die Durchschnittseinkommen unter den verschiedenen medizinischen Fachrichtungen auszugleichen. In Kanada sind noch immer rund die Hälfte aller Ärzte Allgemeinärzte. Die Vergütungsregelungen haben die regionale Verteilung von

---

[66] vgl. Schneider, M. et al. 1995, S. 339
[67] vgl. Schneider, M. et al. 1995, S. 340
[68] vgl. Schneider, M. et al. 1995, S. 340
[69] vgl. Schneider, M. et al. 1995, S. 340

Allgemeinärzten, nicht aber von Fachärzten, in den letzten Jahren deutlich verbessert. Die Regierung beschloss daher 1986, dass Fachärzte ihren Beruf in den ersten 4 Jahren nach Beendigung ihrer fachärztlichen Ausbildung nur in bestimmten Regionen ausüben dürfen. Die medizinische Leistung wird heute in den meisten ländlichen Regionen Kanadas als ausreichend eingestuft wird.[70]

4.5.3 Arzneimittelversorgung

Im Jahr 1992 betrugen die Arzneimittelausgaben in Kanada 10,1 Mrd. C$. (16,92 Mrd. DM) In Kanada werden die Arzneimittel im Allgemeinen von 18.896 Apotheken des Landes (zum geringen Teil von Ärzten die selbst dispensierenden, die über eine Lizenz verfügen) abgegeben. Im Jahr 1991 versorgte ein Apotheker im Durchschnitt 1,429 Einwohner. Die Arzneimittelversorgung ist in den Provinzen unterschiedlich organisiert. Auf die Festsetzung der Arzneimittelpreise kann die kanadische Bundesregierung indirekt Einfluss nehmen, z.B. kann sie den Gebrauch von Generika fördern oder die Erstattungs-listen ändern etc.[71]

1971 gründete die kanadische Regierung das „Drug Quality Assurance Program" (QUAD), in dessen Rahmen Bund und Provinzen regelmäßig die Arzneimittelqualität, die Arznei-mittelpolitik und relevante technische Informationen diskutieren. Die Arzneimittelsubsti-tution wurde dadurch erheblich gefördert.[72]

4.5.4 Zahnärztliche Versorgung

Im Jahr 1992 gaben die Kanadier ca. 3,6 Mrd. C$ (6,03 Mrd. DM) für zahnärztliche Leis-tungen aus. Die meisten Kanadier zahlen ihre Zahnarztrechnungen entweder direkt oder über Privatversicherungen. Eine private Versicherung für Zahnbehandlungen wird in Kanada häufig als Sozialleistung des Unternehmens angeboten. Seit den 1970er Jahren nimmt die Zahnarztdichte in Kanada kontinuierlich zu. Die Zahnärzte befürchten, dass wegen der beachtlichen Erfolge in der Prävention die Nachfrage nach ihren Leistungen in Zukunft nur noch geringfügig ansteigen wird.[73]

---

[70] vgl. Schneider, M. et al. 1995, S. 340
[71] vgl. Schneider, M. et al. 1995, S. 340f.
[72] vgl. Schneider, M. et al. 1995, S. 340f.
[73] vgl. Schneider, M. et al. 1995, S. 342f.

4.5.5 Stationäre Leistungen

Im Jahr 1992 verfügte Kanada über 163.270 Krankenhausbetten. Die Bettendichte beträgt 5,74 Betten je 1.000 Personen. Im Zeitraum der Jahre von 1980 bis 1992 sank die Anzahl der in stationären Einrichtungen behandelten Patienten je 100 Einwohner um 17,0%. Auch sank die Anzahl der gesamten Krankenhaustage je 100 Einwohner von 196,8 auf 164,9 (-16,2%). Über die privat kommerziellen Krankenhäuser liegen keine Zahlen vor.[74]

Nach Auskunft des kanadischen Bundesministeriums für Gesundheit und Wohlfahrt belief sich die Zahl der Pflegepersonen ohne Auszubildende in Akutkrankenhäusern im Jahr 1987 auf 183.269.

Davon sind:

- 117.388 voll ausgebildete Pflegepersonen
- 42.639 Krankenpflegehilfskräfte und
- 71.733 Teilzeitbeschäftigte.

(Schneider, M. et al. 1995, S. 344)

Rund 91% der Krankenhauseinnahmen stammen aus öffentlichen Mitteln. Die Zu-zahlungen an die Krankenhäuser werden mindestens ein Jahr im Voraus budgetiert. Die Budgetierung erfolgt je nach Provinz entweder nach einem Zuschlagsverfahren, das zwischen fixen und variablen Kosten unterscheidet (base plus approach) oder nach einer Kostenstellenrechnung (standard unit cost approach). Anhand der Einzugsbevölkerung berechnet das Gesundheitsministerium für jedes Krankenhaus, unter Berücksichtigung der je nach Altergruppe und Geschlecht unterschiedlichen Krankenhaus Inanspruchnahme, die Anzahl die Pflegetage für das folgende Jahr als Normvorgabe.[75]

Die Verteilung der Mittel auf die Krankenhäuser durch die lokalen Institutionen beinhaltet eine gewisse Willkür und Intransparenz. Die Mittelkürzungen erfolgen oftmals ohne Ein-blick der Öffentlichkeit, so fehlen den Krankenhäusern auch teilweise die Mittel zur Weiterentwicklung von Programmen zur Bekämpfung neuer Krankheiten und der Quali-tätssicherung. Die jährlichen Krankenhausbudgets enthalten keine Abschreibungen und Investitionen und können deshalb weder selbst noch über den Kapitalmarkt finanziert werden, sondern bedürfen der Zustimmung und Finanzierung durch die Provinzregierung. Neben der

---

[74] vgl. Schneider, M. et al. 1995, S. 343
[75] vgl. Schneider, M. et al. 1995, S. 344

Investitionskontrolle trug die Verringerung der Bettendichte zur Kostendämpf-ung in Kanada bei. Die Provinzen stützen sich alle auf Bettenstandards.[76]

4.5.6 Versorgung von älteren Pflegebedürftigen

Der Anteil der älteren Personen in Kanada hat in den letzten Jahren stark zugenommen. Zwischen 1980 und 1992 stieg der Anteil der Bevölkerung im Alter von 65 Jahren und älter von 9,5% auf 11,6%. Im Jahr 1990/91 gab es in Kanada 241.328 Pflegebetten, darunter 176.051 explizit für die ältere Bevölkerung. Weitere rund 37.000 Betten stehen in Einrichtungen für psychiatrische Erkrankungen und Demenz. Zwischen 1980/81 und 1991/92 wurden im Pflegebereich 12.860 Betten neu installiert, darunter auch 1.000 Betten in Altenpflegeeinrichtungen zwischen 1991/92. Die häusliche Pflege wird ohne Selbst-beteiligung gewährt und im Allgemeinen von gemeinnützigen Organisationen (z.B. Rotes Kreuz) erbracht.[77]

4.6 Aktuelle gesundheitspolitische Trends

Wie die meisten Industrieländer hat auch Kanada Probleme mit steigenden Gesundheits-kosten. Dieser Anstieg ist insbesondere auf die verstärkte medizinische Nachfrage der Versicherten, wie auch auf die beschleunigte technologische Entwicklung auf praktisch allen medizinischen Gebieten zurückzuführen. Die derzeitige Methode der Deckelung der Geldverteilung erweist sich als nicht flexibel genug, um mit der Kostenentwicklung fertig zu werden. Viele Provinzen verlangen mehr Kontrolle auf dem ambulanten Sektor. Die Verhandlungen über die Vergütung der Ärzte werden zunehmend kontroverser, da die Regierung versucht durch Honorareinsparungen die vermehrte Inanspruchnahme der Leistungen zu bremsen, obgleich es stichhaltige Beweise gibt, dass die Einzelleistungs-vergütung der Ärzte die Hauptsache für den Anstieg der Kosten ist. Durch die Bindung aller Bezahler im Gesundheitswesen an einen einzigen Verhandlungspartner für die Leistungserbringer hat die Regierung einen entscheidenden Schritt in Richtung Kosten-dämpfung getan. Die Provinzregierungen verlangen organisatorische Änderungen im Vergütungssystem, von dem sie sich Einsparungen erhoffen. Vorgeschlagen wird die Vergütung der Ärzte durch eine Kopfpauschale oder auf Gehaltsbasis.[78]

---

[76] vgl. Schneider, M, et al. 1995, S. 344f.
[77] vgl. Schneider, M. et al. 1995, S. 345f.
[78] vgl. Schneider, M. et al. 1995, S. 346f.

Nach Szymczak (1990) wurde in den letzten Jahren in den verschiedenen Provinzen Kanadas eine Reihe von Kommissionen zur Verbesserung der Gesundheitspolitik einge-setzt.[79] Die Kommissionen kommen im Wesentlichen zu folgenden Empfehlungen:

■ Stärkere Betonung der gemeindenahen Versorgung,
■ Einbeziehung aller Gruppen in den Prozess der Entscheidungsfindung,
■ Finale und nicht berufsständische Ausrichtung der Gesundheitspolitik,
■ Neudefinition ärztlicher Aufgaben,
■ Verbesserung der Informationssysteme,
■ Dezentralisierung,
■ Langfristige Ausbildungsplanung,
■ Internationale und überprovinzielle Kooperation,
■ Annahme der Gesundheitspolitischen Ziele und Strategien der WHO.

(Schneider, M. et al. 1995, S. 347)

4.6.1 Gesundheitsreformen

"The modern era of Canadian health care reform began shortly after the passage of the Canada Health Act (1984). In one sense, this federal legislation locked in place a pattern of universal coverage that had originally been set up through the Hospital Insurance and Diagnostic Services Act (1957) and the Medical Care Act (1966)."[80]

Während der letzten 15 Jahre, hat die Stop-Go Finanzierung des öffentlichen Gesundheits-systems in Kanada den aktuellen Reformprozess tief beeinflusst. Grundsätzlich können 2 Phasen unterschieden werden:

■ The first phase was marked by public fiscal constraint in an era of high government debt, first at the provincial level and then later at the federal level.
■ The second phase was marked by increasing health expenditures influenced by a more buoyant economy and lower public debt.

(Tuohy, C.H. 2002, Marchildon, G.P. 2004, zit. nach Marchildon, G.P. 2005, S. 105f.)

Die nachfolgenden zwei Tabellen stellen den Verlauf der Reformen im Gesundheitswesen von Kanada zusammenfassend dar.

---

[79] vgl. Szymczak, V.R. 1990, zit. nach Schneider, M. et al. 1995, S. 347
[80] Marchildon, G.P. 2005, S. 105

Tabelle 3:

Phase one of health reforms, 1989-1996

Year	Government	Health reforms/ policy changes	Impact
1988	Quebec	Quebec is the first province to begin establishing regional health authorities (RHAs).	Provides first example in country of how geographic-based RHAs will operate in terms of improving allocation of local health resources and better integrating and rationing health services.
1989	Canada	Federal transfer escalator reduced from GNP –2% to GNP –3%.	Further reduces relative federal Contribution to provincial health expenditures.
1990	Canada	Federal transfers frozen. This freeze would be extended to 1995.	Freeze has disproportionate impact on wealthier provinces and Ontario becomes a leading advocate of change in transfer system.
1992	Saskatchewan and New Brunswick	Introduction of major regionalization and wellness reforms accompanied by transformation or closure of rural hospitals.	Integrates various health care organizations along with illness prevention and public health services under RHAs, although size of RHAs increased in 2002. Cost-cutting through rationalization of acute facilities including hospital closure.
1993	Alberta, Newfoundland and Prince Edward Island	Introduction of regionalization and wellness reforms.	As in other provinces, RHAs vertically integrated health care organizations while attempting to introduce illness prevention and public health services.Rationalization of acute care services.
1994	All	Canadian Institute for Health Information (CIHI) created in response to National Task Force on Health Information report (1991), approved by F/P/T ministers of health.	In partnership with Statistics Canada, CIHI is responsible for major health databases concerning health spending, health services and human resources, as well as public reports on indicators and population health.
1995	Canada	Unilateral decision by federal government to reduce cash transfers to province and territories through a new Canada Health and Social Transfer mechanism that has no escalator.	Major reduction in federal cash transfers to provinces. By 2000, the clash over "health funding" becomes the dominant federal-provincial issue and continues through the Romanow Commission.
1996	Nova Scotia, British Columbia and Manitoba	Last provinces to implement a regionalized system of health service delivery other than Ontario.	Adopt similar rationale as other provinces to integrating service delivery across diverse health organizations within a single, geographic region.

Quelle: Marchildon, G.P. 2005, S. 108

Most recent phase of health reforms

Year	Government	Health reforms/ policy changes	Impact
2000	Canada	Canadian Institutes of Health Research (CIHR).	Medical Research Council replaced by CIHR. New research strategy and increased funding to make Canada one of top five health research nations.
2000	All	September 2000 First Ministers' Accord on Health Care Renewal.	Federal cash transfer funding increased. New conditional funding for primary care reform and medical equipment has mixed results. Creation of separate national corporation (Health Infoway) to accelerate integration of new information technology systems, including electronic health records, also has mixed results.
2002	Saskatchewan	The establishment of a provincial Quality Council to facilitate systematic quality improvements in health care administration and delivery.	By 2004, beginning to measure and report on quality performance through standardized indicators for Saskatchewan. Use of quality improvement teams to improve quality performance in key areas including primary care, cancer, surgery and chronic disease.
2003	All	First Ministers' Accord on Health Care Renewal focuses on Health Reform Fund for primary care, home care, catastrophic drug coverage and creation of a national Health Council in response to the recommendations of the Romanow Commission.	Limited progress on home care and primary health care reform. New investment in advanced diagnostic services. Delays in establishing Health Council but ultimately proceeds without participation of Quebec and Alberta.
2004	Canada	Public Health Agency of Canada established in response to SARS crisis and desire for more effective federal role in public health coordination.	Too early to evaluate.
2004	All	First Ministers' Ten-Year Plan to Strengthen Health Care increases federal funding, sets targets for 24/7 primary care coverage and reform, and reduction of waiting times.	Too early to evaluate.
2005	Prince Edward Island	Elimination of regional health authorities.	Too early to evaluate.
2005	Ontario	Introduction of local health integration networks to improve continuity and coordination of care across health sectors.	Too early to evaluate.

Quelle: Marchildon, G.P. 2005, S. 112

5 Gesundheit von Menschen in Kanada

In diesem Teil der Arbeit wird die Gesundheit der Menschen in Kanada näher vorgestellt. Zunächst werden die demographischen Basisdaten der Kanadier spezifiziert, anschließend der gesundheitliche Status mit besonderem Fokus auf Public Health und abschließend kurz die Rehabilitation.

5.1 Demographische Basisdaten

Kanada ist ein relativ junges Land, mit weniger alten Menschen als in den meisten Ländern der Europäischen Union und Japan.[81] *Tabelle 5* und *Abbildung 6* veranschaulichen die Demographie der Bevölkerung in Kanada.

Tabelle 5:

Population and demographic Indicators

	1970	1980	1990	2000	2001	2002	2003
Total population (millions of persons)	21.3	24.5	27.7	30.7	31.0	31.4	31.6
Female population (% of total)	49.9	50.2	50.4	50.5	50.5	50.5	50.5
Age dependency ratio	59.5	47.4	47.0	46.5	46.0	45.6	45.2
Population 0–14 yrs (% of total)	30.1	22.7	20.7	19.2	18.9	18.6	18.3
Population 65 and over (% of total)	7.9	9.4	11.3	12.6	12.6	12.7	12.8
Birth rate (crude/per 1 000 people)	17.5	15.1	14.6	10.7	10.5	10.7	10.5
Death rate (crude/per 1 000 people)	7.3	7.0	6.9	7.1	7.1	7.1	7.2
Fertility rate (births per woman 15–49)	2.33	1.68	1.71	1.49	1.51	1.50	–
Population growth (annual %)	1.4	1.3	1.5	0.9	1.1	1.1	0.9

Sources: Statistics Canada: CANSIM, Tables 051–0001, 051–004; *The Daily*, 11 August 2003; *The Daily*, 9 April 2004.
Notes: Population statistics after 2001 are post-census estimates. The age dependency ratio is the ratio of the combined child population (aged 0 to 14) and elderly population (aged 65 and over) to the working age population (aged 15 to 64). This ratio is presented as the number of dependants for every 100 people in the working age population.

Quelle: Marchildon, G.P. 2005, S. 5

---

[81] vgl. Marchildon, G.P. 2005, S. 4

Abbildung 6:

Age dependency ratio for Canada and selected countries 2001

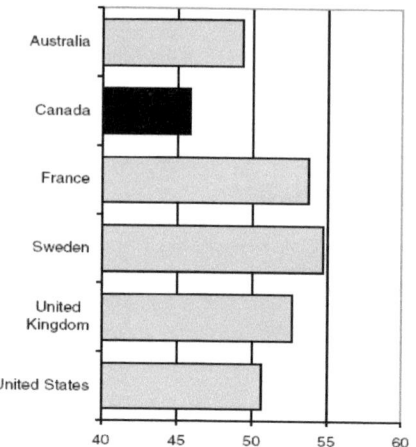

Quelle: OECD 2004, zit. nach Marchildon, G.P. 2005, S. 6

Im Jahr 2001 betrug die durchschnittliche Lebenserwartung der Frauen in Kanada 82,2 Jahre und bei den Männern 77,7 Jahre. Kanada nimmt damit Ende des 20. Jahrhunderts den 5. Platz im Vergleich zu allen OECD-Ländern ein. Die Haupttodesursachen sind Herz-Kreislauf-Erkrankungen, Krebs und Erkrankungen des Atemsystems. Die Säuglings-sterberate hat seit den 1970er Jahren kontinuierlich abgenommen, es sind 5,2 Todesfälle pro 1.000 Lebendgeburten.[82] *Tabelle 6* stellt diese Ausführungen zusammenfassend dar.

Im Folgenden werden einzelne ausgewählte Daten nach den World Health Statistics 2007 der WHO vorgestellt:

Mortalität[83]

Gezeigt wird hier die Altersstandardisierte Mortalitätsrate bezogen auf 100.000 Einwohner im Jahr 2002 für beide Geschlechter:

Herz-Kreislauf-Erkrankungen (Cardio-vascular diseases): 141 (Deutschland: 211)

Krebs (Cancer): 138 (Deutschland: 141)

Verletzungen (Injuries): 34 (Deutschland: 29)

---

[82] vgl. WHO 2005b HiT summary Canada, http://www.euro.who.int
[83] WHO 2007, S. 22ff.

41

Tabelle 6:

Life expectancy and mortality indicators (per 100.000 population), 1970-2001

	1970	1980	1990	1995	2000	2001
Life expectancy at birth, females	–	78.9	80.8	81.1	82.0	82.2
Life expectancy at birth, males	–	71.7	74.4	75.1	76.7	77.1
Life expectancy at birth, total population at birth	–	75.3	77.6	78.2	79.4	79.7
Infant mortality (deaths/1 000 live births)	18.8	10.4	6.8	6.0	5.3	5.2
Maternal mortality (deaths/100 000 live births)	20.0	8.0	2.5	4.5	3.4	7.8
Potential years of lost life (per 100 000, age 0–74)	–	6 250	4 716	4 180	3 571	–
All malignant neoplasms (mortality)	183.4	185.8	191.7	180.7	175.7	–
Lung cancer	30.5	42.9	51.1	48.5	46.9	–
Prostate cancer	24.0	25.7	30.1	31.0	24.6	–
Breast cancer	30.2	29.7	31.3	28.7	24.5	–
Colorectal cancer	30.9	25.0	21.1	20.0	17.1	–
Digestive diseases (mortality)	31.8	32.5	24.7	22.6	21.3	–
All circulatory disease (mortality)	488.4	379.1	260.7	227.3	191.5	–
Acute myocardial infarction	–	139.9	86.1	66.5	52.1	–
Cerebrovascular disease	100.8	70.2	47.6	43.4	37.8	–
Ischaemic heart diseases	309.4	231.8	154.2	128.8	108.5	–
Respiratory disease (mortality)	64.7	52.3	55.9	53.6	44.3	–
Pneumonia and influenza	36.1	22.3	22.0	19.7	–	–
Infectious and parasitic disease deaths (mortality)	7.0	3.6	7.8	10.2	8.3	–
HIV	–	–	3.2	5.0	1.4	–
Mental and behavioural disorders (mortality)	2.7	6.1	9.6	13.5	13.6	–
External causes (mortality)	70.9	65.5	46.9	42.4	38.2	–

Sources: OECD 2004a; Statistics Canada 2003 and CANSIM.
[a] Unless otherwise stated

Quelle: Marchildon, G.P. 2005, S. 13

Morbidität[84]

Die *HIV-Prävalenz* bezogen auf 100.000 Einwohner, die 15 Jahre und älter sind, im *Jahr 2005* betrug *222 Fälle in Kanada* (in Deutschland: 69 Fälle).

Demographische Statistik[85]

Eine Frau in Kanada hatte im Jahr 2005 durchschnittlich 1,5 Kinder (in Deutschland 1,3). Die Wachstumsrate in Prozent (Annual growth rate in % 1995-2005) beträgt 1,0% in Kanada (in Deutschland: 0,1%).

Human ressources for health[86]

Gezeigt werden hier die gesamte Anzahl, sowie die Dichte bezogen auf 1.000 Einwohner im Jahr 2003 in Kanada (Deutschland).

---

[84] WHO 2007, S. 32ff.
[85] WHO 2007, S. 78ff.
[86] WHO 2007, S. 56ff.

42

Ärzte (Physicians): 66.583 Ärzte im Jahr 2003 (Deutschland: 277.885),

2,14 (Deutschland: 3,37) Ärzte pro 1.000 Einwohner

Krankenschwester/-pfleger (Nurses): 309.576 im Jahr 2003 (Deutschland: 801.677),

9,95 (Deutschland: 9,72) Krankenschwester/-pfleger pro 1.000 Einwohner

Hebammen, Geburtshelfer (Midwives): keine Angaben für Kanada,

Deutschland 8.559 im Jahr 2002,

0,10 Hebammen/Geburtshelfer pro 1.000 Ein-wohner im Jahr 2002

Zahnärzte (Dentists): 6.475 im Jahr 2003 (Deutschland: 64.906),

0,82 Zahnärzte (Deutschland: 0,78) pro 1.000 Einwohner

Apotheker (Pharmacists): 20.765 im Jahr 2003 (Deutschland: 47.956),

0,67 Apotheker (Deutschland: 0,58) pro 1.000 Einwohner

Gesundheitsausgaben[87]

Hier werden die Gesundheitsausgaben des kanadischen Gesundheitssystems (des deutschen Gesundheitssystems) im Jahr 2004 aufgezeigt.

Health expenditure ratios

Total expenditure on health as % of gross domestic product:

9,8% (Deutschland: 10,6%)

General government expenditure on health as % of total expenditure on health:

69,8% (Deutschland: 76,9%)

Private expenditure on health as % of total expenditure on health:

30,2% (Deutschland: 23,1%)

General government expenditure on health as % of total government expenditure:

17,1% (Deutschland: 17,3%)

External resources for health as % of total expenditure on health:

0,0% (Deutschland: 0,0%)

Social security expenditure on health as % of general government expenditure on health:

2,1% (Deutschland: 87,0%)

Out-of-pocket expenditure as % of private expenditure on health:

49,4% (Deutschland: 57,5%)

Private prepaid plans as % of private expenditure on health:

42,3% (Deutschland: 39,1%)

---

[87] WHO 2007, S. 64ff.

Health expenditure aggregates (2004)

Per capita total expenditure on health at average exchange rate (US$):

3038 US$ (Deutschland: 3521 US$)

Per capita total expenditure on health at International dollar rate:

3173 US$ (Deutschland: 3171 US$)

Per capita government expenditure on health at average exchange rate (US$):

2121 US$ (Deutschland: 2709 US$)

Per capita government expenditure on health at International dollar rate:

2215 US$ (Deutschland: 2440 US$)

Coverage of vital registration of death (%, Jahr):

100% im Jahr 2002 (Deutschland: 100% im Jahr 2004)

Hospital beds (pro 10.000 Einwohner, Jahr):

36 Betten pro 10.000 Einwohner im Jahr 2003 (Deutschland: 84 Betten pro 10.000 Einwohner

im Jahr 2005)

Die beiden nachfolgenden Abbildungen *(Abbildung 7 und 8)* verdeutlichen die Gesundheits-ausgaben von Kanada als Anteil am Bruttoinlandsprodukt im Vergleich zu anderen ausgewählten Ländern.

Abbildung 7:

Health care expenditures as a share of GDP in Canada and selected Countries, 1960 to 2002

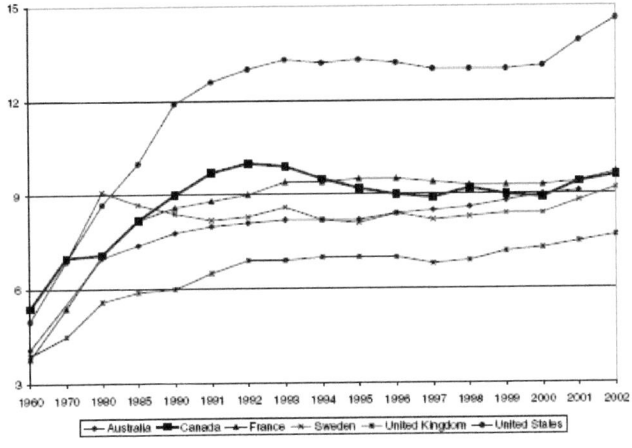

Source: OECD 2004.

Quelle: Marchildon, G.P. 2005, S. 56

44

Gesundheitsausgaben als Anteil am BIP in Kanada und ausgewählten Ländern im Jahr 2003

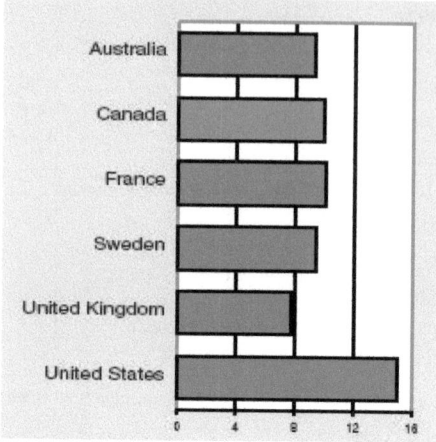

Quelle: OECD Health Data 2006, zit. nach WHO 2005b, HiT summary Canada,
http://www.euro.who.int

5.2 Gesundheitsstatus

Many factors affect a person's health. Throughout the world, economic status has a strong impact on illness, disability and mortality. Where a person lives, either in urban or rural areas, affects service delivery and costs. Age is also a factor-- young people and the elderly have distinct health concerns. Gender must also be considered because women tend to live longer than men but suffer more from chronic poor health. Jobs and the workplace play their part through exposure to hazards that can affect health such as chemicals, noise, radiation, infectious agents and psychosocial stress.[88]

Die Kanadier haben einen sehr positiven Gesundheitsstatus, wie es auch auf der Website der kanadischen Regierung beschrieben wird. "The good health status of Canadians is based on more than health care services. Health is now considered to be a state of complete physical, mental and social well-being, and not just the absence of disease or illness. This approach includes social, economic and physical environmental factors that contribute to health. Focusing on health promotion, public health, population health and prevention aims to improve the health of an entire population and to reduce health inequities among population groups".[89]

---

[88] Website der kanadischen Regierung: The Health Status of Canadians, http://www.hc-sc.gc.ca
[89] Website der kanadischen Regierung: The Health Status of Canadians, http://www.hc-sc.gc.ca

Tabelle 7:

Factors influencing health status, 1981-2002

	1981	1986	1991	1996	1997	1998	1999	2000	2001	2002
Alcohol consumption (litres per capita, 15+)	97.8	92.2	83.4	77.8	78.5	79.8	80.8	81.2	80.6	81.1
Daily smokers (% of population)	32.8	28.3	25.9	24.5	23.8	23.7	20.9	19.8	18.0	—
Total calories intake (per capita)	2 337	2 411	2 356	2 585	—	2 715	2 725	2 732	2 757	2 788
Obese population (% of total population $BMI>30kg/m^2$)	—	—	12.2	12.2	14.6	—	14.5	—	14.9	—
Measles immunizations (% of children >2 years of age)	—	—	—	97.0	96.0	96.2	—	—	—	—
Diphtheria, pertussis and tetanus (DPT) immunizations (% of children >2 years of age)	—	—	—	87.1	86.8	84.2	—	—	—	—

Sources: OECD 2004a; Statistics Canada 2002 and CANSIM, Tables 104–0009, 104–0027.
Notes: Calorie intake is consumption per day/per person. Alcohol consumption is measured in litres per person by retail weight. Immunization rates are estimates only.

Quelle: Marchildon, G.P. 2005, S. 17

5.2.1 Public Health

"In Canada, public health is generally identified with the following six discrete functions: population health assessment; health promotion; disease and injury control and prevention; health protection; surveillance; and emergency preparedness and response. In all cases, public health policies and programmes are focused on the population as a whole in contrast to health care policies and programmes that tend to be focused on the individual."[90]

5.2.1.1 Health promotion, illness prevention and public health education

Die Provinzen und Territorien von Kanada haben Initiativen zur Gesundheitsförderung (health promotion) und Gesundheitserziehung (public health education) errichtet, sowie zur Prävention von Krankheiten (illness prevention). Regionale Gesundheitsbehörden führten ihre eigenen Programme zur Gesundheitsförderung und –erziehung, sowie Programme zur Prävention von Krankheiten ein, mit dem Fokus auf diejenigen Areale die es am meisten benötigen. Auf der Bundesebene läuft ebenso eine Zahl von Programmen wie zum Beispiel gegen Alkohol und Drogenmissbrauch, Gewalt in der Familie, Ernährung, geistige Gesundheit, körperliche Aktivität, Sicherheit und Verletzungen, Sexualaufklärung (AIDS). Ein nationales Programm von Kanada beschäftigt sich mit der Reduktion des Tabak-konsums „Health Canada´s Tobacco Control Strategy" und zeigt sich auch ehrgeiziger als andere Programme im Vergleich zu anderen OECD Ländern. In Verbindung mit einer großen Anzahl von kanadischen Organisationen, führte Health Canada eines der meist umfassendsten e-

---

[90] Marchildon, G.P. 2005, S. 89

health Informationswebsites in der Welt ein, welches seriöse und zuver-lässige Informationen für alle Kanadier, wie man gesund bleibt und Krankheiten verhüten kann, bereitstellt.[91] Als Reaktion des wachsenden Adipositasproblems wurde im Jahr 2002 eine Strategie zum gesünderen Leben entwickelt „Integrated Pan-Canadian Healthy Living Strategy". Dieser zwischenstaatliche Plan soll das Wissen über körperliche Aktivität und gesünderem Essen verbessern. Unterstützt wir dieser Plan durch staatliche und ehrenamtliche Initiati-ven.[92] Durch „health promotion" sollen Krankheiten und Verletzungen vorgebeugt werden. Die Prävention von Krankheiten und Verletzungen sind Hauptelemente in jedem System des „primary health care" (primäre Gesundheitsversorgung). Die „Canadian Public Health Association (CPHA)" ist eine Ehrenamtliche Organisation, welche sich dafür engagiert die öffentliche Gesundheit in Kanada zu verbessern. Die CPHA ist weiter mit provinziellen und territorialen Fachgebieten oder Vereinigungen stark engagiert Initiativen zur Gesund-heitsförderung und –erziehung und Krankheitsprävention zu fördern.[93]

5.2.1.2 Screening programmes

Die Ministerien für Gesundheit in den Provinzen und Territorien realisierten Screening Programme zur Früherkennung von Krebs, welche jedoch erheblich in Vorgehensweise, Förderung und Umfang variieren. Seit den 1970er Jahren wurde durch eine beträchtliche Zunahme zwischenstaatlicher Anstrengungen eine Pan-Canadian Strategie für Krebs-screening kreiert.[94] In 1990er Jahren wurden nationale Screeninginitiativen für Brustkrebs und Gebärmutter-halskrebs abgeschlossen.

An informal association of federal and provincial representatives in conjunction with the relevant clinical professions, the Cervical Cancer Prevention Network, was established to work on three aspects of a provincially based but national screening programme in 1995:

- effective patient recruitment strategies,

- required information systems to support comprehensive screening,

- quality practice guidelines to support provincially managed screening programmes.

(Marchildon, G.P. 2005, S. 91)

In den 1990er Jahren wurde auch mit der Finanzierung von Health Canada die Initiative für Brustkrebsscreening, mit 2 Hauptaspekten für öffentliche Erziehung und Programment-wicklung gegründet. Durch diese Initiative wurde eine nationale Sreening Datenbank

---

[91] vgl. Marchildon, G.P. 2005, S. 90
[92] vgl. Marchildon, G.P. 2005, S. 90
[93] vgl. Marchildon, G.P. 2005, S. 90
[94] vgl. Marchildon, G.P. 2005, S. 91

errichtet, abgeleitet von provinziellen Brustkrebsscreening Daten. Auf provinzieller Ebene variieren die Bestrebungen und Bemühungen umfassender Screeningprogramme beträchtlich. Durch die Krebsvorsorge in Ontario, hat die Provinz Ontario eine Führungsposition in der Vorsorge eines umfassenden Brustscreening Service eingenommen. Annährend 100 Center weit gestreut in den Provinzen haben sich bewährt durch Ontarios Brustkrebsprogramm und Vorsorgeservice für Frauen ab 50 und älter. Die Provinzen Britisch Kolumbien und Saskatchewan haben zum Beispiel ebenso solche umfassenden Brustscreening Programme entwickelt. Im Jahr 2003 etablierte die Regierung von Ontario als erstes Land ein Darmkrebsscreening Pilotprogramm.[95]

5.2.1.3 Communicable disease control

„All provincial and territorial ministries of health devote resources to communicable disease control within their jurisdiction. But given the geographical reach of communicable diseases and the rapidity with which they spread, the federal government has often beeb called upon to play a larger role in controlling communicable diseases."[96]

In Folge des SARS Ausbruchs im Jahr 2003 und des Naylor Berichts wurden viele Politiker aufgeweckt und stimmten einer längst überfälligen politischen Veränderung zu. Als Reaktion auf diesen Bericht erweiterte die Bundesregierung seine Kontrolle für Infektionskrankheiten und die Infrastruktur für Prävention. Im Jahr 2004 errichtete die „Public Health Agency of Canada" ein Mandat als Vorbereitung und Antwort für eine Epidemie von Infektionskrankheiten, einschließlich einer Notfall Bereitschaft.[97] "The Public Health Agency's office in Winnipeg, Manitoba, has also become the home for the newly created International centre for Infectious Diseases (ICID), a multi-sector partnership (federal, provincial, and municipal governments along with the private industry) that fosters collaboration between scientists and infectious disease professionals."[98]

Die ICID hat ein Mandat um die Wirtschaftsentwicklung zu fördern, rund um die Kommerzialisierung der Forschung im Gesundheitswesen.

5.2.1.4 Immunization

Die Ministerien für Gesundheit in den Provinzen und Territorien sind hauptsächlich verantwortlich für Planungen und Programme von Schutzimpfungen/Immunisierungen.

---

[95] vgl. Marchildon, G.P. 2005, S. 91
[96] Marchildon, G.P. 2005, S. 91
[97] vgl. Marchildon, G.P. 2005, S. 91f.
[98] Marchildon, G.P. 2005, S. 92

Die Aktuelle Immunisierung kann angegeben werden in einer Zahl von Wegen, die zwei meist gewählten sind aber im allgemeinen durch regionale öffentliche Gesundheitsbüros/ Gesundheitsämter und Familien Ärzte (Kinderärzte, Hausärzte, Allgemeinärzte).[99] Im Jahr 2004 schloss die Bundesregierung eine Initiative für drei Jahre planend 400 Mio. C$ für 5 vermeidbare Kinderkrankheiten ab. Dieses Geld soll an die Provinzen und Territorien übertragen werden, um Impfstoffe zu kaufen (300 Mio. C$) und die Förderung von „public health services" einschließlich mit Impfstoffen (100 Mio. C$).[100]

5.3 Rehabilitation

Die Rehabilitation kann innerhalb oder außerhalb eines Krankenhauses erfolgen. Stationäre Patienten in Rehabilitation beinhaltet eine Zahl von Konditionen. Gegründet auf einer aktuellen CIHI Studie, führt sie die 5 größten Klientengruppen in absteigender Ordnung bzw. Folge auf:

- Orthopädisch (Knie und Hüfte),
- Schlaganfall,
- Gehirnschädigungen,
- Amputationen von Gliedmaßen und
- Rückenmarkverletzungen.

Das durchschnittliche Alter eines stationären Patienten in der Rehabilitation beträgt 70 Jahre. Die mittlere Aufenthaltsdauer variiert von 13 Tagen bei Patienten mit Arthritis und 44 Tagen bei Patienten mit Rückenmarkverletzungen, die mittlere Aufenthaltsdauer insgesamt beträgt 22 Tage. Patienten in ambulanter Rehabilitation kommen im Allge-meinen nur zur Physiotherapie in die Kliniken.[101]

"Depending on the provincial/territorial health plan or workers' compensation benefits, or the benefits conferred through (largely) employment-based private health insurance policies, some home care physiotherapy and workplace occupational therapy may also be made available, although all of these services can also be purchased out-of-pocket by those able to afford them."[102]

---

[99] vgl. Marchildon, G.P. 2005, S. 92
[100] vgl. Marchildon, G.P. 2005, S. 92
[101] vgl. Marchildon, G.P. 2005, S. 98
[102] Marchildon, G.P. 2005, S. 98

6   Schlusswort

Kanada hat wie die meisten industrialisierten Länder Probleme mit steigenden Gesund-heitskosten, hervorgerufen durch die hohe mittlere Lebenserwartung, das veränderte Krankheitsspektrum, die Medikalisierung der Gesellschaft, die verstärkte medizinische Nachfrage von Versicherten hat signifikant zugenommen, die technologische Entwicklung etc. Hohe Aufwendungen für Gesundheit lassen sich meist so erklären: Entweder haben die Menschen des jeweiligen Landes einen ungesunden Lebensstil und müssen somit hohe Gesundheitsaufwendungen tätigen oder das Gesundheitssystem ist wenig effizient. Nichts desto trotz ist der Gesundheitsmarkt zu einem wichtigen Faktor des Wirtschaftswachstums avanciert. Das Krankenversorgungssystem nimmt einen immer größeren Anteil am Bruttoinlandsprodukt ein.

Im Jahr 1986 fand in Kanada die 1. Internationale Konferenz zur Gesundheitsförderung statt. Kanada setzte zusammen mit den Mitgliedstaaten der WHO, mit der Ottawa Charta, Maßstäbe für eine internationale und nationale Gesundheitspolitik. Es wurden drei zentrale Handlungsstrategien für die Gesundheitsförderung benannt:

- ■ Interessen vertreten (advocacy)
- ■ Befähigen und ermöglichen (enabling)
- ■ Vermitteln und vernetzen (mediating)

Die Förderung des Gesundheitsverhaltens ein wichtiger Pfeiler in der kanadischen Gesund-heitspolitik. Rahmen für die Gesundheitsversorgung der Menschen in Kanada bildet das Gesundheitsgesetz von 1984.[103] Das Gesundheitswesen gehört in Kanada grundsätzlich in den Zuständigkeitsbereich der zehn Provinzen, die alle über eine obligatorische Kranken-versicherung verfügen. Im Allgemeinen ist die Krankenversicherung jeder Provinz zwei-geteilt, in eine Krankenversicherung für Krankenhausleistungen und eine Versicherung für ambulante Leistungen. Nicht selten sind Kanadier zusätzlich über ihren Arbeitgeber krankenversichert. Wer allerdings seinen Job verliert, verliert dann auch diesen Ver-sicherungsschutz.[104] Gegenüber dem Gesundheitsministerium sind die Provinzen rechen-schaftspflichtig, dass sie die Versorgung quantitativ und qualitativ sicherstellen.[105] In den urbanen Zentren von Kanada koordinieren die Gesundheitsverwaltungen der Städte den Gesundheitsschutz. In den ländlichen Regionen werden die Aufgaben meist von den

---

[103] Canada Health Act April 1. 1984
[104] Website Career Contact, http://www.career-contact.de
[105] vgl. Klemperer, D. 2002, S. 11f.

Provinzen an die Gesundheitszentren delegiert. Private gemeinnützige Einrichtungen sind dabei ein wichtiger Bestandteil der Gesundheitsnetzwerke.[106] Oftmals wird der Versicherungsschutz bei Arzneimitteln und zahnärztlichen Leistungen bemängelt, da er relativ gering ist und dem obersten Ziel des unbeschränkten Zugangs aller Menschen zu notwendigen medizinischen Leistungen im Widerspruch gesehen wird.[107]

Die Provinzen und Territorien von Kanada haben zahlreiche Initiativen zur Gesund-heitsförderung (health promotion), zur Gesundheitserziehung (public health education) und zur Prävention von Krankheiten (illness prevention) errichtet. Auf der Bundesebene laufen ebenso eine Zahl von Programmen wie zum Beispiel gegen Alkohol- und Drogenmiss-brauch, Gewalt in der Familie, Ernährung, geistige Gesundheit, körperliche Aktivität, Sexualaufklärung (AIDS) usw.

Kanada ist durch seine zahlreichen Initiativen, Programmen, Aufklärungskampagnen, Beratungsstellen, Informationszentren etc. sehr bestrebt die Gesundheit seiner Bewohner kontinuierlich zu verbessern. Gesundheitsförderung, Prävention und auch Rehabilitation nehmen folglich einen wichtigen Standpunkt in der Gesundheitspolitik von Kanada ein, auch wenn deren Budget (wie in anderen OECD - Ländern auch) für jene verschwindend gering sind. Kanada versucht den Forderungen der WHO nach einer multisektoralen, integralen, resultatorientierten und partizipatorischen Politik nachzukommen.

---

[106] vgl. Schneider, M. et al. 1995, S. 337f.
[107] vgl. Schneider, M. et al. 1995, S. 338

Literaturverzeichnis

Antonovsky, A. (1997): Salutogenese. Zur Entmystifizierung der Gesundheit.
Tübingen: Deutsche Gesellschaft für Verhaltenstherapie.

Borchert, J. (1995): Die konservative Transformation des Wohlfahrtstaates.
Frankfurt / Main, New York: Campus Verlag.

Bundeszentrale für gesundheitliche Aufklärung (Hrsg.) (2001): Was erhält den
Menschen gesund? Antonovskys Modell der Salutogenese – Diskussionsstand und
Stellenwert. Band 6. Köln: BZgA.

Bundeszentrale für gesundheitliche Aufklärung (Hrsg.) (2003): Leitbegriffe der
Gesundheitsförderung. Glossar zu Konzepten, Strategien und Methoden in der
Gesundheitsförderung. Schwabenheim an der Selz: Fachverlag Peter Sabo.

Busse, R., Riesberg, A. (2005): Gesundheitssysteme im Wandel: Deutschland. WHO
Regionalbüro für Europa im Auftrag des Europäischen Observatoriums für
Gesundheitssysteme und Gesundheitspolitik: Kopenhagen.

Canada Health Act (2006): Annual-Report 2005-2006. Published by authority of the
Minister of Health.

CIHI (2004): Improving the health of Canadians. Ottawa, Canadian Institute for Health
Information.

Deber, R.B. (2004): Delivering health care: public, not-for-profit, or private? In:
Marchildon, G.P., Macintosh, T., Forest, P.G. eds. The fiscal sustainability of health
care in Canada. Toronto, University of Toronto Press: 233-296.

DUDEN (2001): Das Fremdwörterbuch. 7., neu bearbeitete und erweiterte Auflage.
Mannheim, Leipzig, Wien, Zürich: Dudenverlag.

Hurrelmann, K., Klotz, Th., Haisch, J. (Hrsg.) (2004): Lehrbuch Prävention und
Gesundheitsförderung. Bern, Göttingen, Toronto, Seattle: Verlag Hans Huber.

Klemperer, D. (2002): Die Öffentlichkeit schützen und den Berufsstand anleiten. Kompe-
tenzerhaltung, Fortbildung und Rezertifizierung von Ärzten in Kanada. Berlin:
Wissenschaftszentrum Berlin für Sozialforschung.

Longman (2003): Dictionary of Contemporary English. Pearson Education Limited.
Edinburgh Gate, Harlow, Essex, England and associated Companies throughout the
world: Langenscheidt.

Marchildon, G.P. (2004): Three choices for the future of Medicare. Toronto, Caledon
Institute of Social Policy.

Marchildon, G.P. (2005): Health Systems in Transition: Canada. WHO Regional Office
for Europe on behalf of the European Observatory on Health Systems and Policies.
WHO: Copenhagen.

Microsoft Encarta Enzyklopädie Professional (2005): Kanada

Microsoft Encarta Enzyklopädie Professional (2005): Weltatlas „Kanada"

Mühlbacher, A. (2002): Integrierte Versorgung. Management und Organisation. Bern,
Göttingen, Toronto, Seattle: Verlag Hans Huber.

Naidoo, J., Wills, J. (2003): Lehrbuch der Gesundheitsförderung. First edition 1994;
Edinburg, London, New York. 1. Auflage der deutschen Ausgabe: August 2003.
Hrsg.: BZgA – Bundeszentrale für gesundheitliche Aufklärung. Köln.

OECD (1994): Gesundheitssysteme im Vergleich. Fakten und Trends 1960-1991. Gesund-
heitspolitische Studie der OECD, Paris.

OECD (1995): Internal Markets in the Making. Health Systems in Canada, Iceland and the
United Kingdom. Health Policy Studies No. 6, Paris.

OECD (2004): OECD health data 2004: a comparative analysis of 30 countries, fourth
edition. Organisation for Economic Cooperation and Development, Paris.

Pschyrembel (2002): Klinisches Wörterbuch. 259. Auflage. Berlin, New York: de

Gruyter.

Rosenbrock, R., Gerlinger, Th. (2004): Gesundheitspolitik. Eine systematische
Einführung. Bern, Göttingen, Toronto, Seattle: Verlag Hans Huber.

**Schneider, M., Biene-Dietrich, P., Gabanyi, M., Hofman, U., Huber, M., Köse, A.,
Sommer, J.H. (1995):** Gesundheitssysteme im internationalen Vergleich. Ausgabe 1994,
Augsburg: BASYS.

**Schwartz, F.W., Badura, B., Busse, R., Leidl, R., Raspe, H., Siegrist, J., Walter, U.
(Hrsg.) (2003):** Das Public Health Buch. Gesundheit und Gesundheitswesen. 2. Auflage.
München, Jena: Verlag Urban & Fischer.

Szymczak, V.R. (1990): Gesundheitskommissionen Kanadas in den 80er Jahren –
Strukturen und Tendenzen im Gesundheitssystem, in: Ahornblätter, Marburger
Beiträge zur Kanada-Forschung, Marburg.

Tones, K. (1990): Why theorise: ideology in health education. Health Education Journal
49: 1.

Troschke, J., Mühlbacher, A. (2005): Grundwissen Gesundheitsökonomie,
Gesundheitssystem, Öffentliche Gesundheitspflege. Göttingen, Bern, Wien, Toronto,
Seattle, Oxford, Prag: Verlag Hans Huber.

Tuohy, C.H. (2002): The costs of constraint and prospects for health care reforms in
Canada. Health Affairs, 21(3): 32-46.

WHO- World Health Organization (1986): Ottawa – Charta zur Gesundheitsförderung.
Kopenhagen.

WHO- World Health Organization (1993): The European network of health promoting
schools. WHO: Copenhagen.

WHO- World Health Organisation (2005): The World Health Report 2005. Make every
mother and child count. France.

WHO- World Health Organisation (2007): World Health Statistics 2007. France.

Internetverzeichnis

Böner, H.: Die Ottawa Charta zur Gesundheitsförderung und die medizinische Volksaufklärung des 18. und 19. Jahrhunderts. Zur Aktualität einer historischen Bürgerinitiative.
[Format: PDF, Zeit: 07.08.2007, Adresse: Url: http://www.kommwiss.fu-berlin.de/fileadmin/user_upload/wissjour/Gesundheitskommunikation/C_B_ning.pdf].

Ecumenical Health Care Network (2005): The Health Council of Canada. Fact Sheets on Key Health Care Issues.
[Format: PDF, Zeit: 07.08.2007, Adresse: Url: http://www.anglican.ca/faith/ethics/documents/health_council_june05.pdf].

Health Canada (2005): Canada´s Health Care System.
[Format: PDF, Zeit: 07.08.2007, Adresse: Url: http://www.hc-sc.gc.ca/hcs-sss/alt_formats/hpb-dgps/pdf/pubs/2005-hcs-sss/2005-hcs-sss_e.pdf].

Health Canada (2006): Canada Health Act – Annual Report 2005-2006.
[Format: PDF, Zeit: 07.08.2007, Adresse: Url: http://www.hc-sc.gc.ca/hcs-sss/alt_formats/hpb-dgps/pdf/pubs/chaar-ralcs-0506/chaar-ralcs-0506_e.pdf].

Medizinische Hochschule Hannover (2005): Newsletter. Stiftungsstuhl Prävention und Rehabilitation in der System- und Versorgungsforschung an der Medizinischen Hochschule Hannover. Kanadische Ministerin besucht Stiftungslehrstuhl.
[Format: PDF, Zeit: 07.08.2007, Adresse: Url: http://www.mh-hannover.de/fileadmin/institute/epidemiologie/Stiftungslehrstuhl/downloads/Newsletter/Newsletter_Juli05.pdf].

Milhoffer, P. (2005): Schulsystem und Gesundheitsförderung in Kanada. Forschungs-schwerpunkte und Berichtsthemen.
[Format: PDF, Zeit: 07.08.2007, Adresse: Url: http://www.milhoffer.uni-bremen.de/lehre/milhofferkanthem05.pdf].

OECD (2002): Übersicht. Neuen Ansprüchen gerecht werden. Verbesserung der Leistung der Gesundheitssysteme in den OECD-Ländern.
[Format: PDF, Zeit: 07.08.2007, Adresse: Url: http://www.oecd.org/dataoecd/17/62/2081226.pdf].

OECD (2007a): OECD Health Data 2007 – How does Canada compare?
[Format: PDF, Zeit: 07.08.2007, Adresse: Url: http://www.oecd.org/dataoecd/46/33/38979719.pdf].

OECD (2007b): Employment Outlook 2007 – How does Canada compare?

[Format: PDF, Zeit: 07.08.2007, Adresse: Url: http://www.oecd.org/dataoecd/26/47/ 38796257.pdf].

Website Career-Contact: Krankenversicherung und Sozialversicherung. [Zeit: 07.08.2007, Adresse: Url: http://www.career-contact.de/laenderinfos/kanada/ versicherung_kanada.php].

Website der kanadischen Regierung: Timeline. [Zeit: 07.08.2007, Adresse: Url: http://www.hc-sc.gc.ca/hcs-sss/pubs/system-regime/2005-hcs-sss/time-chron_e.html].

Website der kanadischen Regierung: The Health Status of Canadians. [Zeit: 07.08.2007, Adresse: Url: http://www.hc-sc.gc.ca/hcs-sss/pubs/system-regime/2005-hcs-sss/status-etat_e.html].

Website der kanadischen Regierung: The Honourable Tony Clement. [Zeit: 07.08.2007, Adresse: Url: http://www.hc-sc.gc.ca/ahc-asc/minist/health-sante/index_e.html].

WHO (2005a): Health Systems in Transition "Canada". WHO Regional Office for Europe on behalf of the European Observatory on Health Systems and Policies. [Format: PDF, Zeit: 07.08.2007, Adresse: Url: http://www.euro.who.int/Document/ E87954.pdf].

WHO (2005b): HiT Summary „Canada". WHO Regional Office for Europe on behalf of the European Observatory on Health Systems and Policies. [Format: PDF, Zeit: 07.08.2007, Adresse: Url: http://www.euro.who.int/Document/ E87954sum.pdf].

WHO (2007a): World Health Statistics 2007. [Format: PDF, Zeit: 07.08.2007, Adresse: Url: http://www.who.int/whosis/whostat 2007.pdf].

WHO (2007b): Health status: mortality. [Format: PDF, Zeit: 07.08.2007, Adresse: Url: http://www.who.int/whosis/whostat2007_ 1mortality.pdf].

WHO (2007c): Health status: morbidity.

[Format: PDF, Zeit: 07.08.2007, Adresse: Url:
http://www.who.int/whosis/whostat2007_2morbidity.pdf].

WHO (2007d): Health service coverage.

[Format: PDF, Zeit: 07.08.2007, Adresse: Url:
http://www.who.int/whosis/whostat2007_3coverage.pdf].

WHO (2007e): Risk factors.

[Format: PDF, Zeit: 07.08.2007, Adresse: Url:
http://www.who.int/whosis/whostat2007_4riskfactors.pdf].

WHO (2007f): Health systems.

[Format: PDF, Zeit: 07.08.2007, Adresse: Url:
http://www.who.int/whosis/whostat2007_5healthsystems_hrh.pdf].

WHO (2007g): Health systems.

[Format: PDF, Zeit: 07.08.2007, Adresse: Url:
http://www.who.int/whosis/whostat2007_6healthsystems_nha.pdf].

WHO (2007h): Inequities in health.

[Format: PDF, Zeit: 07.08.2007, Adresse: Url:
http://www.who.int/whosis/whostat2007_7inequities.pdf].

WHO (2007i): Demographic and socioeconomic statistics.

[Format: PDF, Zeit: 07.08.2007, Adresse: Url:
http://www.who.int/whosis/whostat2007_8demographics.pdf].

WHO (2007j): Part 1, Ten statistical highlights in global public health.

[Format: PDF, Zeit: 07.08.2007, Adresse: Url:
http://www.who.int/whosis/whostat2007_10highlights.pdf].

Abkürzungen

Abb.	=	Abbildung
AHB	=	Anschlussheilbehandlung/en
allg.	=	allgemein
Anh.	=	Anhang
Aufl.	=	Auflage
Ausg.	=	Ausgabe
Bd.(e)	=	Band/Bände
bes.	=	besonders
BZgA	=	Bundeszentrale für gesundheitliche Aufklärung
bzw.	=	beziehungsweise
ca.	=	circa
CIHI	=	Canadian Institute for Health Information
C$	=	Kanadischer Dollar
d.h.	=	das heißt
DM	=	Deutsche Mark
ebd.	=	ebenda
Hg./Hrsg.	=	Herausgeber
HIDS	=	Hospital Insurance and Diagnosis Services Act
Mio.	=	Million/en
Mrd.	=	Milliarde/n
OECD	=	Organization for Economic Cooperation and Development
S.	=	Seite
s.	=	siehe
Tab.	=	Tabelle
u.a.	=	und andere/unter anderem
usf.	=	und so fort
usw.	=	und so weiter
vgl.	=	vergleiche
WHO	=	World Health Organisaton, Unterorganisation der United Nations (UN)
z.B.	=	zum Beispiel
zit. nach	=	zitiert nach

Anhang

Legende zur physischen Landkarte von Kanada

Orte

Gelbe Symbole kennzeichnen
Länderhauptstädte, rote
Symbole Hauptstädte von
übergeordneten
Verwaltungseinheiten und
weiße Symbole von anderen
Verwaltungseinheiten.

◼ ◼ ◼ ◼   über 1 000 000
Einwohner

◉ ◉ ◉ ◉   500 000 bis
1 000 000
Einwohner

◎ ◎ ◎ ◎   100 000 bis
499 999 Einwohner

◻ ◻ ◻ ◻   20 000 bis 99 999
Einwohner

▫ ▫ ▫ ▫   5 000 bis 19 999
Einwohner

○ ○ ○ ○   1 bis 4 999
Einwohner

•   Sonstige

  Geschlossene
Besiedlung

Grenzen

Staatsgrenze

Umstrittene Grenze

Waffenstillstandslinie

Unklarer
Grenzverlauf

Verwaltungsgrenze

Untergeordnete
Verwaltungsgrenze

Landhöhe (Meter)

Höher als 5000

3500 bis 5000

2000 bis 3500

1000 bis 2000

500 bis 1000

200 bis 500

50 bis 200

Meereshöhe bis 50

Unter dem
Meeresspiegel

Einzelzeichen

◦   Sehenswürdigkeit

Gewässer

◦   Wasserfall,
Stromschnellen

Fluss,
Fließgewässer

Wadi, Trockenfluss

Kanal

See

Salzpfanne, Salzsee

Riff

NORD   Ozean, Meer

Magellan   Sonstige Gewässer

Landformen

▲   Berg

▲   Vulkan

Gletscher, Eisfeld

ASIEN   Kontinent

RÜGEN   Insel

GOBI   Landform

Nordkap   Küstenform

Parks und Schutzgebiete

▭ = Nationalpark

Abkürzungen

Nat'l   National
N.P.   Nationalpark
N.H.P.   (National Historic Park)
= Stätte
geschichtlicher
Bedeutung
N.M.   (National Monument)
= Bedeutende Stätte
N.R.A.   (National Recreation
Area)
= Erholungsgebiet

Quelle: Microsoft Encarta Enzyklopädie Professional 2005: Weltatlas Kanada

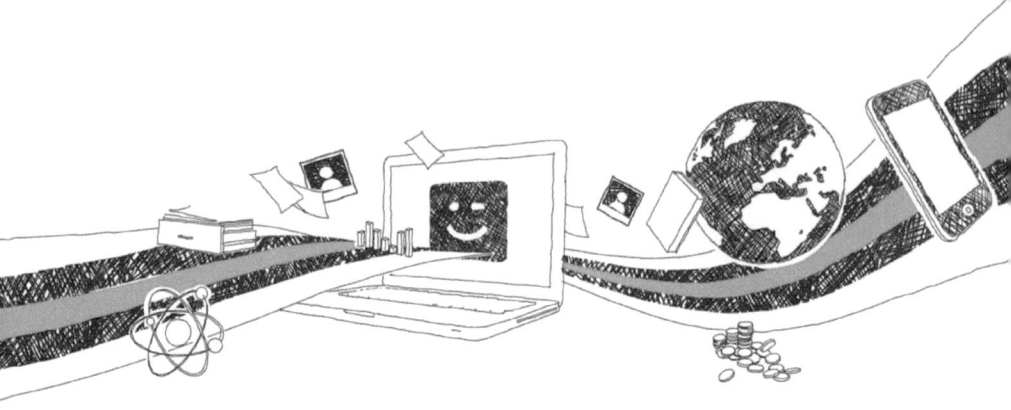
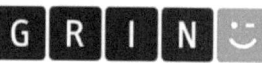